はじめに

現在，わが国の医療分野もパラダイムシフトが起こうとしている.

新政権が発表した「日本再興戦略 — JAPAN is BACK —」には，今後創造していくべき戦略市場の1つとして，「健康寿命」の延伸がいの一番にあげられた. また，本年8月の「社会保障制度改革国民会議 報告書」には，「中年期からの健康管理や介護予防など，個々人が自助努力を行うインセンティブをもてるしくみが必要」と明記された. これらは，「病人を待つ医療」から「病気にさせない医療」への大転換が起こりつつある証左であり，「健康に生きる」ことへフォーカスを当てた「医療の本分」への回帰を促すものである.

これらの観点からしても，ようやく国そして国民から，「予防を中心とした歯科医療の大切さ」が再認識されつつあり，いよいよ歯科衛生士にとって，やりがいのある時代が間近に迫ってきたのである.

歯科衛生士の仕事は，スケーリング・ルートプレーニング，TBIなどの歯周治療や予防処置，そしてアシスタントワークがその大部分を占める. しかし従前より，スケーリング（シャープニングなども含めて）やTBIを中心とする予防管理のスキルアップに関する成書は数多く上梓されているものの，歯科医院内全体を見渡し，総合的に管理を行う本来の意味でのアシスタントワークに関しては，いま一つ情報が少なかった.

今回上梓された本書は，日々臨床現場で業務に携わり，奮闘する歯科衛生士より生まれた「現場の声」の集大成である.

患者さんにとって，よりよい歯科医療を実現するためには，何でもマルチにこなせる「歯科医院内の司令塔的存在」，すなわち「歯科医院のコンシェルジュ的歯科衛生士」の存在が不可欠であり，これが歯科医院活性化の第一歩となろう. 本書が，医院にとってなくてはならない存在感のある歯科衛生士を目指し，前向きに生きる歯科衛生士諸兄にとって，「総合力アップ」の一助となれば幸甚である.

2013年秋

高橋英登

本書は，『月刊デンタルハイジーン別冊 ポイントを押さえてスキルアップ！ チェアサイドのアシスタントワーク』(2013年発行)を書籍として発行したものです.

デンタルハイジーン別冊

ポイントを押さえてスキルアップ！

チェアサイドの
アシスタントワーク

CONTENTS

Chapter3
歯科治療の
アシスタントワーク

Chapter4
補綴物製作の
アシスタントワーク

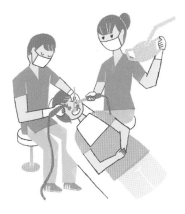

The Journal of Dental Hygiene EXTRA ISSUE SELECTION/Assistant Work at Dental Chairside
Page Design & Illustration/solo，堀川直子，TDL

アシスタントワークをマスターしよう！

東京都杉並区・井荻歯科医院　小森朋栄（歯科衛生士）

アシスタントワークの基本

　私たち歯科衛生士の仕事は「歯科予防処置」「歯科保健指導」「歯科診療の補助」で構成されます．診療室におけるアシスタントワーク（歯科診療の補助）が日々の仕事として大きな比重を占めているのは，皆さんご存じのとおりです．

　診療室においてアシスタントワークが円滑に効率よく行われることは，患者さんが安全に，しかも安心して歯科治療を受けるために大切です．そのために必要なアシスタントの仕事を2つあげます．

① **診療室の環境を理解し，整えます．**
　つまり，診療室に合った器材を準備し，それを効果的に配置し，必要に応じて補給する役割です．ときには待合室などの空間づくりにも参加します．
② **チェアサイドにおける歯科医師とアシスタントの共同作業環境を整えます．**
　これは，歯科医師が治療に集中して円滑に診療を行えるようにするとともに，治療に対して患者さんが抱く不安や痛みを最小限に留め，安心して治療を受けられるようにすることです．患者さんと歯科医師に対しての適切な対応が瞬時に求められ，それをタイミングよく行う必要があります．

基本をおさえて，状況に応じたアシスタントワークをしよう！

　歯科衛生士の資格を取得して歯科医院に勤務すると，「最初は無我夢中で流されるままとなり，そのうちに慣れて同じような日々が続く」というのが一般的ではないでしょうか．そのようにならないためには，たとえば，勤務して3カ月，6カ月，9カ月，1年，2年，3年等の節目に，アシスタントとしての目標を具体的に文字にしておくことが重要です．自分にできることとできないこと，あるいは自分に不足していることを明確にする作業は，アシスタントワークの上達をはかるうえで重要です．まずは，一つひとつの基本ができているか確認してみましょう．それができたら，すこし視野を広げて診療室全体，つまり患者さんのこと，歯科医師のこと，診療室の環境（器具，空間など）について考えてみましょう．たとえば，院内での業務を分担して責任を明確にし，順にそれらを担当していく，という方法でも視野が広がります（表）．

　診療室の環境を整える仕事の1つに朝の準備があります．皆さん，朝の仕事リストを自分なりに作って，不備がないように努力していると思います．しかし実際には，リストどおりに画一的に行動するのではなく，その日の天気や湿度に合わせて窓を開けたり空調を調整したり，変化に対応する必要があります（図1）．これはアシスタントワークでも同様です．処置内容は同一でも，患者さんの口腔内は同一ではありませんから，対応は患者さんごとに変えますし，注意することも異なります．

表 井荻歯科医院でのDH業務担当表(5年目以上は年数未記入)
当院では,業務を分担し,順にそれらを担当している

業務	担当
予防メインテナンスに関する器具,器材の管理 器具の紛失防止と材料の使用期限のチェック	落合・大津(1年目)
図書係,土曜日の戸締り当番表作成	羽村(1年目)
杉並区歯科検診・妊婦検診	山瀬・田外(2年目)
外科処置の日程管理	山瀬(2年目)
外科処置用品の在庫管理	海渡(2年目)
滅菌指導係(院内感染予防全般) 洗浄,消毒,パッキングの方法,感染物の片づけ方など含め新人DH,DA,研修医への指導,滅菌システムの向上,改善の検討	五味・大津 (2年目・1年目)
訪問診療の日程管理	岡田(4年目)
器具・備品の管理 ホワイトニングの材料・PMTC用チップ・スケーラー・プローブ等,使用不可になった器具の補充	丸茂(4年目)
インプラント関係の材料管理 (シリコーン印象材,トレーなど)	石田 (育児による時短中)
患者さんへの配布用試供品の補充,新しい材料,そのほかの材料の管理	小城 (育児による時短中)
口臭測定,販売する歯磨剤,歯ブラシなどの管理	大内・松本
実習生の責任者	大内・松本

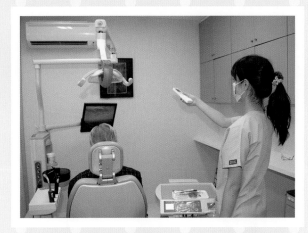

図1 外気温や患者さんの体調に合わせて空調を調節するように,アシスタントワークも患者さんの状態により変化する

しかし,まず大切なのは「基本」です.自分にできないこと,不足していることは何かに気づくためには,なぜ苦手なのか,なぜできないのか問題点を明らかにして,対応を考えることが必要です.そうして身についた「考える習慣」により,対応の幅が広がり,歯科医師や術式に合わせた応用ができるようになり,それぞれ異なる患者さんの特徴がわかるようになり,臨機応変に対応することができるようになるのではないでしょうか(図2).

アシスタントワークの内容を
自分の臨床に活かす

先輩歯科衛生士の仕事を見ていると,"自分も早く患者さんを担当して,専門的な知識を活かしたい"と思うでしょう.アシスタントは,歯科医師や先輩歯科衛生士が患者さんにどのようなことを話しているか,術者の考え方や伝え方を近くで聞けるとてもよい位置にいます.アシスタントワークは歯科医師や先輩歯科衛生士の考え方,理念を知るチャンスでもありますし,ミラーの使い方や声かけの方法など,技術的なことを多く学ぶことができる臨床のポイントの宝庫です.

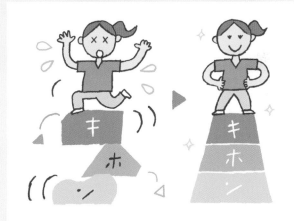

図2 基本ができていないと,臨機応変にアシスタントワークを行うことは難しい.まずは基本ができているか見直してみよう

さらに,患者さんとの親しい関係をつくりやすいアシスタントワークを担当する歯科衛生士の立場だからこそ,患者さんの表情,対応,年齢的な変化を誘導時や処置時に観察してとらえることができます.患者さんとの挨拶や会話を通じて,何に不安を感じているのか,環境にどのような変化があったのか知ることができます.意思疎通を十分に行うことは,自分で患者さんを担当して歯周治療に携わり,予防処置を行う際に信頼を得るためにたいへん重要なことです(図3).

上述した「観察力」とともに,患者さんの立場に立った「配慮と想像力」を早い時期から養ってください(図4).これは,"もし自分が患者だったら"というシミュレーションができるかどうかに依存します.多くの患者

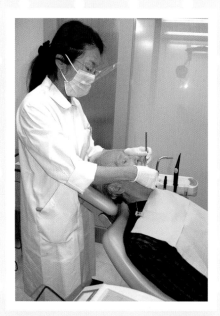

図3　パーキンソン病の患者さん．十分な意思の疎通により体調を把握する．患者さんの顔色，ユニットまで歩く姿勢，声のかすれやその日の体調に関する質問から総合的に判断した結果，この日はチェアをあまり倒さず，術者立位で診療した．アシスタントワーク中は患者さんの呼吸の変化などにも注意する

さんは不安をもって来院されます．その不安をどう受け止めるかを，私たち歯科衛生士はいつも考えて診療に携わる必要があります．

　毎日の忙しい業務のなかでは，仕事の段取りを優先させてしまい，「配慮と想像力」が薄らいでしまいがちです．しかしながら，私たち歯科衛生士は患者さんを思う「配慮と想像力」をつねに養うことが大切だと痛感しています．それは歯科医師や先輩歯科衛生士の患者さんとの会話や姿勢からすこしずつ吸収することかもしれません．今後さらに知識を充実させて技術の向上に努め，ともに患者さんの安全と負担の軽減を第一優先に考え，行動できるように努力していきましょう．

　そのために，まずアシスタントワークの基本を理解し，それがどの程度できているか確認してみましょう．本書では臨床ポイントをわかりやすくお伝えするために，5つのアイコンを用意しました．まず，**「基本の流れ」**を確認してもらい，さらに臨床でいますぐ活用できる**「臨床上のポイント」**を学びます．そして項目によっては，すこしの練習により**「これで差がつく」**こと，そして将来に活かしていくための知って得する**「さらに STEP UP！」**す

る方法や，共同作業を行う**「歯科医師の視点」**を紹介していきます(p.8 参照)．診療室によって使用している器材，治療の流れは多少異なるかと思いますが，皆さんの臨床に何か参考になることがあればと願っています．

当院の歯科衛生士教育

　当院の目標は患者さんに安心して治療を受けてもらい，満足していただくことです．歯科医師，歯科衛生士，歯科助手，受付，歯科技工士，滅菌スタッフ，事務などが協力してチームとなって働いています．そのなかで，歯科衛生士はそれぞれの仕事の役割を理解できる総括管理者的立場にあり，歯科医院の仕事の流れを全体像として把握できる職種なのです．

　当院では 3 年目になってはじめて，歯周治療を含めた患者さんの治療や予防処置，メインテナンスまでを担当できるようになります．新人歯科衛生士本人のみならず，指導する歯科医師や歯科衛生士も「それでは時間がかかりすぎ」と思うかもしれません．しかし，患者さんの要望を傾聴し，十分な意思疎通ができるようになること，そしてアシスタントの役割を自分で考えて，さらに専門性を活かせる基礎をつくるのに 2 年以上は必要だと考えているのです．また，この期間をとおして患者さんや歯科医師，スタッフの信頼を得ていくことにより，歯科衛生士としての「やりがい」を感じてもらえる，とても大切な期間だと考えています．これは院長の「それぞれが専門性をもつことにより，長く当院に勤めてほしい」という考えに基づいて，歯科医師の協力のもとで歯科衛生士チームがすこしずつ改良してつくってきたシステムです．

　2 年目の歯科衛生士は新人教育を担当します．1 対 1 でアシスタントワークについて教えていきますが，人に教えるためには教える側もそれまでの数倍の知識を必要としますので，2 年目の指導担当者もさらに勉強することになります（図5）．2 年目の指導担当者は「先輩歯科衛生士から教えてもらってよかったこと」「早く知っておくと仕事が進めやすいこと」などに自分の経験をプラスして教えるように心がけています．

スタッフが少ない歯科医院での歯科衛生士の成長方法

　上記はスタッフ数 80 名という大所帯の当院のシステムですが，では，少人数の歯科衛生士しかいない，または

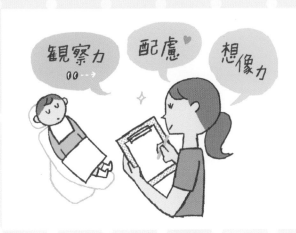

図4 考える習慣とともに観察力・配慮・想像力を養うことが大切

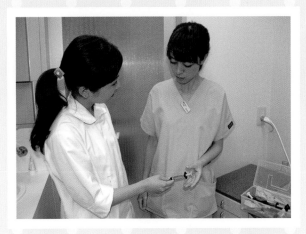

図5 2年目の歯科衛生士が1年目の歯科衛生士を教える. 小児の診療では, CRのシリンジも見えないところで渡す

歯科衛生士は自分一人といった歯科医院ではどのようにして成長すればよいのでしょうか. それには前述のように, 成長のための達成期限を決めた目標を立てることです. 目標の内容は, 勤務先の歯科医院が, 歯科衛生士に対し, 何をどこまでできることを望んでいるかによります. それに関しては院長先生に相談してみてはどうでしょうか.

　目標を達成するためには, 日本歯科衛生士会や歯科関連学会に入会し, 講習会や研修会に参加する手段があります. 日本歯科衛生士会などの場で得た仲間からは有益な情報が得られるでしょう. 一般の講習会, 書籍, 雑誌でも勉強はできますが, 正しい情報を選択する必要があります. しかし, これも歯科衛生士仲間と連絡を取り合うことにより, 情報の取捨選択が可能になります. たとえば, 同級生と連絡を取り合えば, 自分の成長スピードがわかりますが, 誰とも接しなければ目標の達成に関しても自己診断するしかありません. 相談したり学び合える仲間づくりは大切です.

新人歯科衛生士さんへ先輩からのお願い 「ホウ・レン・ソウ (報告・連絡・相談)」

　私が新しく仲間になった歯科衛生士さんに最初にお願いすることがあります. それは「ホウ・レン・ソウ (報告・連絡・相談)」です. 診療室に慣れてくると歯科医師やスタッフも皆さんに対して期待が生じ, 要求がすこし大きくなることがあります. 患者さんもあなたの顔を見知ってくれて話しかけやすくなります. そんななかだからこそ, 困ったことや, わからないこと, あるいは気

づいたことがあれば, 曖昧にせず, 先輩歯科衛生士や歯科医師に報告 (ホウ), 連絡 (レン), 相談 (ソウ) してください. 患者さんに聞かれたことやアシスタントワークにより気づいたことが, その患者さんの情報としてとても大事なことだからです. 先輩歯科衛生士や歯科医師はあなたのことを見守っていますが, あなたのことが何でもわかるわけではありません. 困ったとき, 悩んでいるときには〈HELP〉を求めてもらえれば, あなたの状態がわかり, 相談にのってアドバイスできることもたくさんあるのです. あなたはチームの大切な一員です.

アシスタントワークをマスターするポイント

- アシスタントワークの基本を確認しよう
- 3カ月, 6カ月, 9カ月, 1年, 2年, 3年といった節目に期限を定めた, 具体的な目標を立てよう
- 「考える習慣」を身につけて, 臨機応変に対応できるようになろう
- 患者さん, 先輩歯科衛生士, 歯科医師を「観察する力」をつけよう
- 患者さんの立場に立って考えることができるだけの, 「配慮と想像力」を身につけよう

参考文献 •••

1) 小森朋栄, 吉田直美: 痛くない&不快じゃない アシスタントワークに基本. デンタルハイジーン, **32** (11): 123〜137, 2012.

～本書で使用するアイコン～

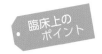 ……押さえておきたい治療とアシスタントワークの
流れ・基礎知識

 ……いますぐ臨床に活かせるポイント

 ……すこしの練習で差がつく，アシスタントワーク
のポイント

さらに↗
STEP
UP! ……さらにステップアップしていくために押さえて
おきたいポイント

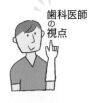 ……アシスタントワークに役立つ歯科医師の視点

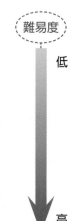

難易度

低

高

※本書に使用したすべての写真は，患者さん本人，または保護者による掲載許可を得ています.

Chapter 1
アシスタントワークに必要な基礎知識

アシスタントに入る前に，基礎知識を確認しておこう！

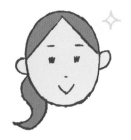

1. 医療従事者に必要な接遇

東京都杉並区・井荻歯科医院　筋野真紀（歯科衛生士）

歯科医院に求められる「接遇」とは，来院されるすべての患者さんが不安や苦痛を感じることなく十分な治療を受けられるよう，医院におけるさまざまな環境づくりをすることといえるでしょう．ただ単に相手を敬ってていねいに接することや必要以上のサービスを提供するのではなく，相手の気持ちを思いやり，やさしさや気遣いの心をもって接するようにしましょう．

基本の流れ

どんなときでも，「やさしさ・思いやり・適度な笑顔」をもって患者さんに接することを忘れないようにしましょう．人は不安を感じているとき，笑顔でやさしく接してもらえると気持ちが和らぐものです．患者さんと接する時間の長い歯科衛生士は，医院のイメージを決定づける存在でもありますので，医療従事者として患者さんによい印象を与えられるよういつも意識しましょう（図1，2）．

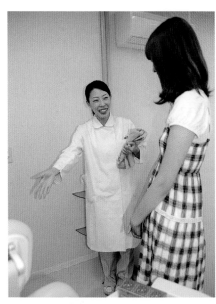

図1　歯科医院のイメージ
医療従事者として患者さんに与える印象を意識する

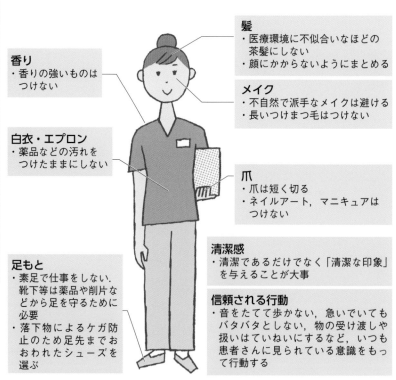

香り
・香りの強いものはつけない

白衣・エプロン
・薬品などの汚れをつけたままにしない

足もと
・素足で仕事をしない．靴下等は薬品や削片などから足を守るために必要
・落下物によるケガ防止のため足先までおおわれたシューズを選ぶ

髪
・医療環境に不似合いなほどの茶髪にしない
・顔にかからないようにまとめる

メイク
・不自然で派手なメイクは避ける
・長いつけまつ毛はつけない

爪
・爪は短く切る
・ネイルアート，マニキュアはつけない

清潔感
・清潔であるだけでなく「清潔な印象」を与えることが大事

信頼される行動
・音をたてて歩かない，急いでいてもバタバタとしない，物の受け渡しや扱いはていねいにするなど，いつも患者さんに見られている意識をもって行動する

図2　医療従事者としての身だしなみや行動のポイント，注意点

表1　知的ではない話し方の例

- 「それで〜」「ですから〜」などと語尾を伸ばす
- 「右↗ 上↗ しみる↗」のように質問でもないのに単語の語尾を上げる
- 文ではなく単語で回答する
- 「見れる」「食べれる」等の「ら抜き言葉」を使う
- 「全然大丈夫」という間違った表現法を使う（「全然」の後には否定文が続くのが正しい）
- 「歯とか削ります」のように不要な部分に「とか」をつける

表2　思いやりのある行動の基本
患者さんのことを思って行動しているか，いつも考えましょう

- いつも感じよく，明るい表情で接しましょう
- 患者さんが困っていないかをつねに見て，やさしさが感じられる気配りや声かけをしましょう
- 患者さんの外見や身なりで対応を変えたりせず，誰にでも同じように接しましょう
- 患者さんのお口を健康にするためにできることをいつも考えましょう．
- 患者さんの反応を敏感に感じ取れるように気を配り，また空気を読みましょう
- 質問は誠実に聞き，専門用語を用いないでも説明できるようにしましょう
- 通常の会話より，ややゆっくりと話すようにしましょう

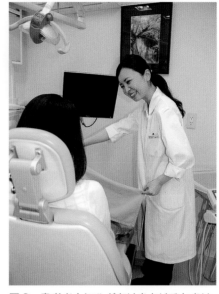

図3　患者さんにひざかけをかけるときは，ちょっとした会話により心を和ませるチャンス

医療従事者として意識することの基本
①医療従事者としての印象は大切

　歯科医院は人の身体を扱う場です．誰でも自分の身体を預けるのなら，信頼できる人でなければいやだと思うはずです．見た目がおかしい，清潔感がない，知的でない，しぐさが雑などの印象を与えてしまうと，「この人（この医院）は信頼できない」と判断されます．私たちが考える以上に，患者さんはスタッフを見ています．

　人は外見では判断できないといいますが，「背が低い」，「鼻が高い」などという外見では，たしかに人は判断できません．しかし，図2のような内容は外見ではなく，その人が自分の内面を表現したものです．患者さんは，これらを「その人の人間性」としてとらえて，信頼できるかどうかの判断材料とします．

　話し方にも注意が必要です．表1に，近年よくある間違った日本語の例を示します．テレビで一般の人のインタビューが放映されるとき，悲しいことに，ほんの数秒の間にこのうちのいずれかが登場します．若者が「見れる」と言ったときに，画面の下に「見られる」という字幕が出ていることにお気づきですか．正しい日本語に修正されているのです．多くの患者さんは，このような人を"知的ではない人"と感じます．意識して，正しい日本語を使いましょう．

②患者さんを思いやる心

　来院される患者さんは，ご自身の症状やこれから受ける治療に対して，少なからず緊張や不安を感じています．はじめのうちは，診察券を出すだけでも緊張してしまうものです．そのような患者さんの気持ちを気遣うことなく接すれば，「もうあの医院には行きたくない」と思われるでしょう．継続して治療を受けてもらうためには，患者さんがすこしでも通いやすくなるような応対が必要です（表2，図3）．

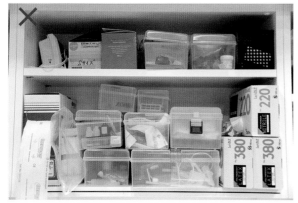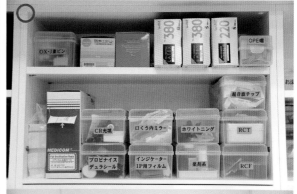

図4　診療室には細かい物が多いので雑然としがちである．置いてある物は同じでも，整理整頓により印象に差が出る

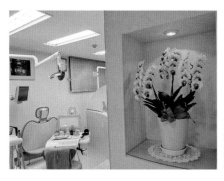

図5　花の有無が与える印象の差は大きい

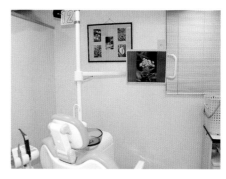

図6　ユニットに座ったときに，患者さんから見える位置に写真があると，和むのみならず話題の種にもなる

③空間づくり

　診療室は，気持ちが落ち着きリラックスできる空間であるほうが，患者さんにストレスなく治療を受けてもらうことができます．そのためには，単に片づけられているだけではなく，すっきりした印象を与えられるように整えられているかもポイントになります（図4）．また，花や写真，絵を飾るなど，心が和むような装飾や雰囲気づくりも大切です（図5，6）．

④患者さんを迎える準備

　診療をスムーズに進めるためだけではなく，患者さんに「自分のためにきちんと準備をしてくれた」「自分の治療について考えておいてくれた」と感じてもらうことが，医院に対する大きな信頼につながります．

　患者さんが診療室に入ってから治療の準備をしたり，歯科医師に指示されてから行うのではなく，事前に十分準備されていることが患者さんに伝わるようにします．そのためには，歯科医師だけでなく，アシスタントとなる歯科衛生士も，その患者さんの前回の治療内容，今日の治療予定等の情報をしっかり把握しておくことを心がけましょう．

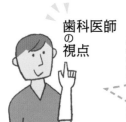

歯科医師の視点

私たちのスタンスは「すべての患者さんが気持ちよく診療を受けられるように」ですが，これは私たち医療従事者の目線になっているのだと思います．一人ひとりの患者さんは「私のための歯科医院」「私のための歯科医師」「私のための歯科衛生士」であってほしいと考えていますし，少なくとも，その患者さんの診療中はそれが正しいのだと思います．

臨床上のポイント アシスタントとしての接遇のポイント

アシスタントワークでは治療のサポートをするだけでなく，歯科医師が治療を進めやすいように気遣うこと，患者さんに気持ちよく治療を受けていただけるような雰囲気づくりをすることも，大切な役割となります．

① 歯科医師と歯科衛生士の役割を意識しよう

アシスタントは，歯科医師と患者さんの信頼関係の邪魔にならないよう気をつけましょう．歯科医師との会話はいつもていねいにし，患者さんが歯科医師に対して信頼できるよいイメージをもってくださるよう配慮しましょう．患者さんとの会話もあいづちや傾聴の姿勢は必要ですが，歯科医師と患者さんが中心になるようにし，あまり出すぎないよう気をつけましょう．

② 患者さんの前では，その方に関係のない話をするのはやめよう

患者さんの治療中に，歯科医師と歯科衛生士が私語を交わすことは絶対にいけません．業務に関しての内容や，それ以外でも患者さんを交えての会話であればかまいませんが，患者さんが「自分の存在が無視されている」と感じるような会話はするべきではありません（図7）．

③ 診療室での小声の会話（ひそひそ話）は禁止

患者さんは担当歯科医師や歯科衛生士以外の会話も聞いています．小声での会話は「人に聞かれては困ることを話している」と解釈されるのが一般的です．自分に対する悪口と感じる患者さんもいるかもしれません．診療室ではすべて普通の声で会話をしましょう．人に聞かれて困る会話は診療室でしてはいけないということです（図8）．

④ 治療中の歯科医師に用事がある場合

控えめに「失礼します」と声をかけるか，歯科医師の視界に入ってタイミングを待つなどし，治療の邪魔にならないよう気をつけましょう（図9）．治療中の歯科医師はたいへん集中していますし，中断できない場合もあります．また，患者さんは自分の治療が中断されるといい気持ちはしません．その患者さんについての用件でない場合は，特に声の大きさにも配慮し，患者さんが不快にならないよう注意しましょう．用件が済んだら，患者さんに対しても，「診療中に失礼しました」などの一言を忘れないようにしましょう．

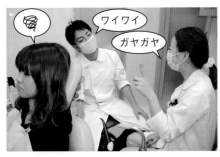

図7　患者さんが自分の存在が無視されていると感じるような会話はしてはいけない

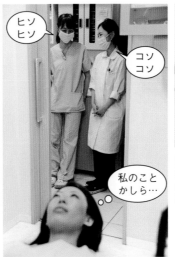

図8　診療室での小声での会話（＝患者さんに聞かれては困る会話）は禁止

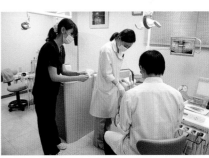

図9　診療中に用事があれば，歯科医師の視界に入って注意を引く．すこし待っても中断するタイミングがなければ，重大な用事以外は後にしましょう

これで差がつく 歯科医師がいないときに，治療に関する質問をされた場合

確実に正しく答えられること以外は，必ず歯科医師に確認しましょう．間違った返答をしてしまうと，その後に歯科医師がたいへん困ることがありますし，患者さんにも迷惑がかかってしまいます．その場合に，ただ「先生に聞いてきます」というと，「この歯科衛生士さんわかっていないんだ」と思われてしまうかもしれません．「間違ったお答えをしてしまうといけないので，先生に確認してまいりますね」「大切なことなので，先生からご説明させていただきますね」といったように，言い回しに気をつけて対応し，歯科衛生士への信頼も損ねないようにしましょう．

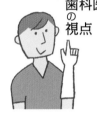

歯科医師の視点

診療上の間違った回答は訂正できる場合がありますが，たとえば，自費診療費を本来より安く答えてしまった場合の訂正は難しくなります．「先ほどは3万円と回答しましたが，本当は5万円です」では自費診療を断られてしまいます．自費診療費は症例により異なる場合があります．お金にかかわる内容はデリケートなものと認識しましょう．

さらに STEP UP! 看板スタッフ

一般の店には，"看板店員"がいることがあります．「あの人がいるからあの店に行きたい」というパターンです．医療機関では，"看板スタッフ"になるために必要な要素も普通のお店とは異なり，知識と人柄がより重視されるのではないでしょうか．あなたも看板スタッフを目指してみませんか？

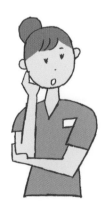

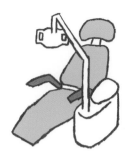

2. ユニット周りの器材の名称・役割

東京都杉並区・井荻歯科医院　小林純子（歯科衛生士）

ユニット周りの器材の名称および，それらが実際にどのように使用されるのかに関する知識を備えていることが，スムーズな診療を実践するためには不可欠です．

基本の流れ

ユニット付属装置の名称，役割

スピットン（ベースン）
洗口した水や唾液などを流す場所で，水の供給装置とセットになっています．患者さんの目につく部分なので，つねに清潔を心がけましょう

排水トラップ
スピットンから流れてくる汚物，金属などの固形物を溜め，排水管の詰まりを防ぎます．診療後などの定期的な清掃が必要です

スリーウェイシリンジ
アシスタント側にも設置され，注水，エア，スプレーを使い分けます

排唾管（エジェクター）
口腔内に入れたままの状態を維持することができ，唾液などを常時吸引します

バキューム
口腔内の水，唾液，削片などを吸引します．薬液のにおい，煙，湿気を吸い取る際にも使用します．診療後にはバキュームクリーナーを吸引させて清掃します

チェア
上下に昇降し，座位から水平以上にまでリクライニングします

ヘッドレスト
頭部を支える部分です．患者さんの体格，施術部位に合わせて位置・角度を調節します

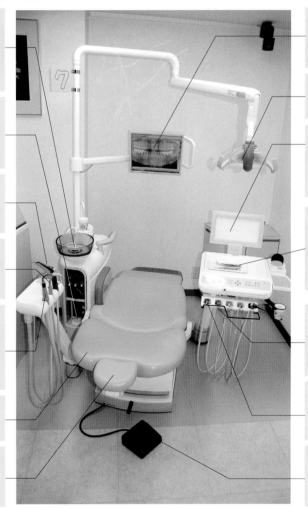

ディスプレイ
デジタル化に伴い，X線写真などをディスプレイに映す医院も多くなっています

ライト（無影灯）
機種によっては自動昇降するタイプもあります

シャーカステン（ライトボックス）
背面からの透過光によってX線写真を見やすくする装置です

ブラケットテーブル
基本セットなどを乗せます．タービン，エンジン，超音波スケーラー，スリーウェイシリンジ，ユニットの操作パネルなどが集まっています

エンジン
モーターにより回転する器具で，コントラヘッドやストレートヘッドなどをつけて使用します

タービン
空気圧により高速回転する切削器具で，タービンヘッドをつけて使用します

フットコントローラー
ペダルを踏むことによってタービン，エンジンなどの制御を行います

図1　ユニット付属装置の名称，役割

① ユニットの操作を理解しよう

術者がどのようにユニットを操作し，次に何をするのかを，術者の癖も含めて把握しながらアシスタントワークを行うことが大切です．そのためには，自分でも自在にユニットを動かせなければなりません．まずは，ユニットの基本的な操作方法を理解しましょう．

1 操作パネル

操作パネルは，チェアの制御のほか，タービンやエンジンなどのインスツルメントの設定や切り替えを行う部分です（図2）．取扱説明書を参考に，一通り操作することにより，動作を理解しておきましょう．アシスタントテーブルにも，一部の操作ができるように操作パネルが付属している機種もあります（図3）．また，ユニットには水量などを調節するパネルもついているので，把握しておきましょう（図4）

2 フットコントローラー

タービンやエンジン，超音波スケーラーなどを操作するためのペダルです（図5）．円形タイプやペダルタイプがあります．ペダルタイプは，水を出す，出さないという切り替えが可能で，2つのペダルを踏み分けて使用する機種もあります．また，踏み込みの加減によってエンジンなどの回転数の増減を調節します．その際，回転数や踏み込み加減が「％」で術者側の操作パネルに表示される機種もあります．

術者がフットコントローラーのペダル操作を行っているときは，チェアは動かないようになっています．逆に，チェアを動かしている途中でペダルを踏んだ場合，チェアは停止します．これは事故が起こらないように，ユニットに設けられている安全装置です．ユニットの種類によって安全装置は異なりますので，取扱説明書で確認しておきましょう．

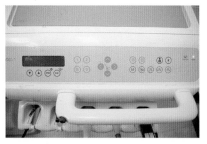

図2　ブラケットテーブルの操作パネルにより，チェアや切削器具などの設定，調整ができる

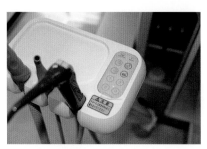

図3　アシスタントテーブルにも操作パネルが設置された機種もある

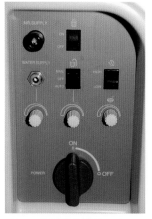

図4　水量等の調整パネルも把握しておく

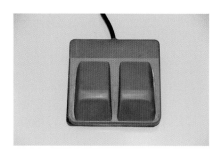

図5　フットコントローラーにより，タービン，エンジン，超音波スケーラーを制御する

歯科医師の視点

アシスタントワーク中は間違ってフットコントローラーに触れてしまわないようにしてください．急にユニットが動くと，たいへん危険です．アシスタントの足は，アシスタントチェア下の台やリングなどの上に置くのも安全対策の1つです．

臨床上の ポイント

② インスツルメントの管理をしよう

タービンやコントラに付着した汚染物は，歯ブラシなどを使って流水下で流しましょう（図6）．歯面研磨材や血液などが付着したまま放置すると，固まって取り除きにくくなります．ノズルや回転軸の目詰まりを防ぐため，紙コップなどにきれいな水を入れ，水中で数秒回転させます．水中ではなく空中で空回しするものなど，機種によって清掃・管理の方法が異なりますので，取扱説明書に

したがって管理を行いましょう（図7）．

ヘッドとホースや，ヘッドとモーターとの接続部を水に漬けてはいけません．場所によっては，内部に水が浸入すると故障の原因となります（図8）．しかし，最近のハンドピースには，ウォッシャーディスインフェクターなどの洗浄機に対応可能であることを示すマークがついた機種もあるので，ハンドピース本体もし

くは取扱説明書を確認のうえ，適した処置を行います．

診療後には，埃の付着防止のためブラケットテーブルに不織布などをかけるかもしれませんが，バーナーは布で覆わないように注意してください（図9）．不測の事態（たとえば地震）によりバーナーに点火した場合には火事の原因となってしまいます．

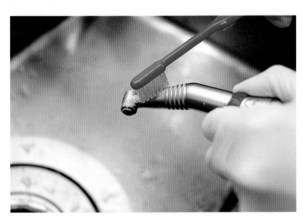

図6　ヘッドに付着した歯面研磨材などの汚れは，まず歯ブラシなどを用いて流水下で洗浄する

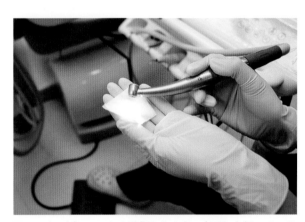

図7　タービンヘッドを清掃したのち，空回しを行っている

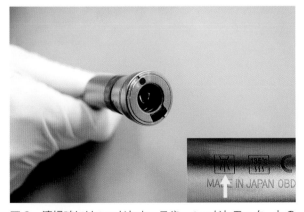

図8　清掃時にはヘッドとホースや，ヘッドとモーターとの接続部を水に漬けないようにするのが基本だが，ハンドピースに洗浄機対応マーク（矢印）がついているものは洗浄可能

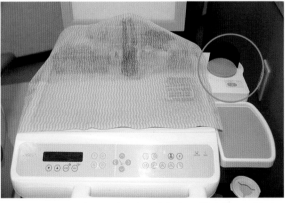

図9　バーナー（テーブル右丸印）を不織布等で覆うと，万一の場合，火事の原因となる

臨床上の
ポイント

③ 口腔外バキューム

ユニット付属のバキュームでは切削粉塵，水，臭気を吸いきれず，口腔外に飛散するとき，または有床義歯の切削など多量の削片が発生するときには，口腔外バキュームを使用することがあります（図10）．これにより患者さん，術者，アシスタントがそれらを吸引するのを防止でき，ユニット周囲の汚染範囲も縮小できます．口腔外バキュームに溜まったゴミは廃棄し，フィルターの清掃と定期的な交換が必要です．

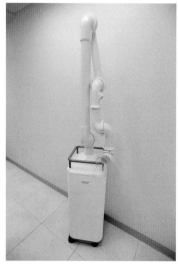

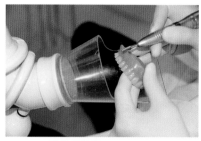

図10　**口腔外バキューム**
ユニット付属のバキュームのみでは口腔外に汚物が飛散する，または有床義歯の切削等により多量の削片が発生するときには，口腔外バキュームを使用することがある

これで差がつく
ユニットのトラブルに備えよう！

トラブルが起こったときの対応

日々の診療では，予期せぬトラブルに見舞われることもあるでしょう．万が一起こってしまったトラブルに対して，すばやく対応できなければその後の診療が中断してしまいます．トラブルへの対応力はアシスタントワークにおいて必要なスキルであると思います．

ユニットの操作マニュアルを保管し，また院内でトラブルを解決できない場合は，すみやかに業者に連絡しましょう．「いつ」「どのような状況で」「何が起こったのか？」ということを記録に残しておくと，説明しやすいでしょう．記録に残しておけば，同様のトラブルが起こったときにもさかのぼって確認することができ，スムーズに対応することができます．

表に，ユニットのトラブルの例・原因・歯科医院で可能な対応についての一例をまとめます．院内での対応が困難な場合や，修理が必要な場合は業者に連絡しましょう．操作パネルにエラー表示が出る場合もあります．エラーの種類によって対応方法は異なりますので，院内で解決できるのか否かを判断して対応しましょう．

表　医院で可能な対応の一例

トラブルの例	考えられる原因	対応
ライトがつかなくなった	ランプ切れ	ランプの交換
エアが出ない	コンプレッサーの電源が入っていない	コンプレッサーの確認
タービンやエンジンから水やエアが漏れる	Oリングの劣化	Oリングの交換
バキュームの吸い込みが弱い	排水トラップの詰まり	排水トラップの清掃をする

トラブル１：ライトがつかなくなってしまった！

診療中にランプが切れたとき，その対応が遅れると，診療が滞ってしまいます．手早い交換が必要ですので，事前に交換方法とスペアの保管場所を把握しておきましょう（図11）．

ランプのガラス部は指で触ってはいけません．手指の皮脂がランプに付着すると，点灯時の温度上昇によ

り早期の球切れや破裂の原因になりますので，グローブを装着またはランプを包装しているビニールをつけた状態で交換しましょう（図12）．メーカーは年１回を目安に交換を推奨していますが，高価なものなので実際には切れてから交換する歯科医院が多いでしょう．ランプの交換時には，日付を記録しておくとよいでしょう．

トラブル２：タービンやエンジンから水が漏れる！

タービンやエンジンの接続部には「Ｏリング」が使用されています（図13）．水漏れや水が出ない，エア漏れ，エアが出ない，振動が発生する，ハンドピースが着脱しづらくなるといった事態が発生した場合は「Ｏリング」の劣化が考えられるので交換をすることで対応します．交換方法は取扱説明書を参考にしましょう．

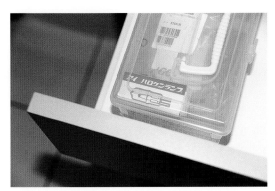

図11　ランプのスペアがどこに保管されているか確認し，すぐに用意できるようにしておく

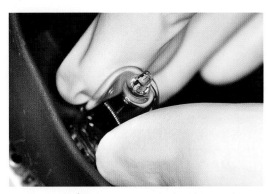

図12　ランプのガラス部分を素手で触ると球切れの原因になるので，グローブを着用した状態で交換する

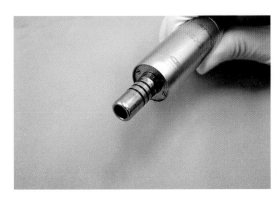

図13　３つの黒いゴムがＯリングで，これにより気密性，水密性が保たれる

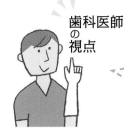

歯科医師の視点

アシスタントに器材を修理してもらえるのはありがたいのですが，業者に任せるべき部分に手を加えると，さらに状態を悪化させたり，保証の対象外となったりする場合がありますので，十分注意してください．

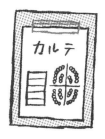

3. カルテ・問診票の不足を補う

東京都杉並区・井荻歯科医院　筋野真紀 (歯科衛生士)

カルテ・問診票の記載は，原則としてそれぞれ歯科医師・患者さんが行いますが，歯科衛生士はその不足を補ったり，歯科医師の指示のもとに口述筆記の役割を担うことがあります．そのため，歯科衛生士もカルテや問診票の必要事項，また，記載方法を知っておくことが大切です．

基本の流れ

① 問診票

歯科衛生士は患者さんが記入した問診票に漏れや間違いがないかを確認し，必要があれば補足・記入してもらいます（図1，2，表1）．高齢者などでは，煩わしさから記入を拒絶する場合があります．また，何らかの障害により，本人が問診票を記入できないこともあります．このような場合は，患者さん本人，あるいはご家族の同意のもとに代筆するケースがありますが，「○○代筆」などと記載して，代筆であることを明らかにしてください．この場合も，できれば患者さんの署名はいただくのが望ましいです．たとえば，何らかの医療事故があり，裁判に発展した場合，問診票は証拠書類として扱われる重要書類となることを認識しましょう．

② カルテ

カルテは歯科医師が記入するものです．しかし，歯科衛生士が患者さんとの会話から得た診療上必要な情報を歯科医師に報告し，歯科医師がそれをカルテに記載するよう指示した場合は，歯科衛生士によるカルテ記載が許される場合もあります（口述筆記）．記入に際しては，適切な用語を用いて要点を整理し，誰が読んでも同じイメージをもてるように記入します．たとえば，痛みの種類もさまざまであり，患者さんによって訴え方も違います．読み手によってイメージが異なってしまうような主観的で曖昧な表現はやめましょう．"多分こうだろう"といった，不確実なことも記入してはいけません．記入後は，歯科医師に確認と署名をお願いしましょう．

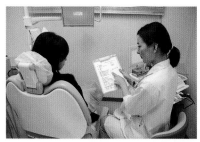

図1　問診票の確認の様子

表1　問診票の記入の注意点

①問診票の記入漏れがないかチェックし，臨床上特に注意すべきことは歯科医師に確認し，指示を受けた場合はカルテ等に記載して，さらに歯科医師の確認を受ける
②患者さんの訴えを要約し，表現や用語にも注意して誰が読んでも同じイメージがもてるようにする
③服用している薬があれば，薬剤名と服用量も記入しておく．「お薬手帳」をお持ちならコピーをとらせてもらい，カルテ等に添える
④代筆した場合も，できれば患者さんの署名をもらう

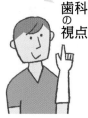

歯科医師の視点

問診票の記載不足を待合室で患者さんに尋ねて補うときは，ほかの患者さんにもアピールするチャンスです．なぜなら，そこにいる患者さんもやりとりを聞いているからです．親身でていねいな対応をすれば，あなたや歯科医院のイメージアップになります．医療機関は宣伝が禁じられる場合が多いですが，これは堂々と行える"コマーシャル"ともいえます．ただし，質問の内容，つまり患者さんの個人情報（プライバシー）には十分配慮してください．

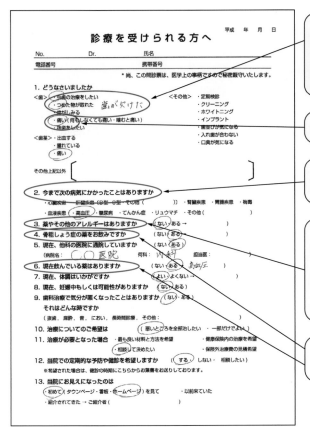

図2　問診票記入の例
記入漏れや曖昧な記述があれば，質問して状態を明確にする

 ① 痛みについては，特にていねいに記入しよう

痛みの種類を表2に示します．それぞれ痛みを感じる場合は（＋），感じない場合は（－）を用語の後に記入します．特にひどく感じるものには，（＋＋）と＋の数を多くします（例：温痛（＋）　打診痛（＋＋））．
また，「いつから痛むのか」「どの

ようなときに痛むのか」「いまも痛むのか」「過去に痛んだことがあるか」なども診断には大切な要素です．痛みがない場合であっても空欄のままにせず，「痛みなし」「疼痛なし」と記入します．

表2　痛みの種類

温かい物がしみる………温痛 冷たい物がしみる………冷痛 何もしなくても痛い……自発痛 咬むと痛い………………咬合痛 押すと痛い………………圧痛 叩くと痛い………………打診痛

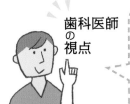
歯科医師の視点

表2のほかにも痛みの表現法はあります．広範囲に痛みが拡散する痛み方を「放散痛」といいますが，下顎や左腕に放散するような痛みがある場合には歯科疾患以外に，狭心症の発作を疑わなくてはなりません．「毎日同じ時間に，上の奥歯が死にそうに痛む」と言われたら群発頭痛かもしれません．全身疾患に関しての「知っている」「知らない」は決定的な差を生じるため，医療職の自覚をもってたくさん勉強してください！

② 誤解を招く記載，受け止め方に差が出る表現はやめよう

問診票を代筆する場合，または追加の情報を何かに記載する場合は，誰が読んでも共通の認識がもてるような表現を用いましょう．これは専門用語を用いず，患者さんの言葉で記入する場合も同様です．

> 例
> 「× 詰め物が取れた．歯が割れた」→「○ 左上の詰め物が取れて，その歯の一部分が割れた」
> 「× 詰め物が取れた．むし歯の治療をしたい」→「○ 左上の詰め物が取れた．全体をチェックし，ほかにむし歯があれば治療してほしい」

これで差がつく ① 数値や既往歴について，新たに回答があれば問診票に追加記録しよう

簡潔にわかりやすく記録するために，数値は決まった記入の方法を覚えましょう．また，患者さん本人が偶然カルテなどを目にしたときに，不快にならないよう用語や言い回しに配慮しましょう．透析や服用中の薬などももれなく聞き出しましょう．

この際，症状や病名などは漢字で記入しましょう．ひらがなと異なり，漢字は意味をもった文字です．病名のような意味をもった用語を正しく

記録する必要性や，歯科医師への正確な伝達のためにも漢字を使用すべきです．表3に出現頻度が高い全身の既往症の例を示します．

> 記入例
> 血圧：140/90mmHg（降圧剤服薬下）
> 空腹時血糖：126
> HbA1c：6.5%

表3　出現頻度が高い全身の既往症

心疾患	：狭心症　心筋梗塞　心内膜炎　弁膜症　不整脈　動脈硬化
腎臓疾患	：腎不全
肝臓疾患	：肝炎　肝硬変　肝不全　黄疸
甲状腺疾患	：甲状腺機能障害
脳血管疾患	：脳梗塞　脳出血　クモ膜下出血
血液疾患	：白血病　再生不良性貧血
呼吸器疾患	：気管支炎　気管支喘息　肺気腫　気胸
その他	：脂質異常症（高脂血症）　蕁麻疹　潰瘍

これで差がつく ② カルテの不足も補える「業務記録」を作ろう

歯科衛生士法の施行規則第十八条に「歯科衛生士は，その業務を行った場合には，その記録を作成して三年間これを保存するものとする」とあり，業務記録の作成が義務づけられています．これは歯科衛生士が予防処置を行うにあたり，業務記録を残す必要性から，カルテに準ずる書類として定められたようです．施行細則制定当初から，行うことが前提とされていた予防処置ですが，現在

では歯科衛生士業務のなかでそれが占める割合はさらに大きくなっているため，予防処置に関して必要なことはカルテ以上に詳しく記入されて然るべきです．

記録上の留意点を表4に示しますが，施行規則には業務記録に記載すべき内容やその書式は具体的には示されていませんので，十分な機能を果たすなら自由に作成できると解釈してよいでしょう．歯科衛生士に

よるカルテの記入には制約がありますが，業務記録には自由に記載することが可能ですので，カルテの不足を補う意味でも臨床に役立ててください．

表4　業務記録作成上の留意点[1,2]

> ①主治の歯科医師の指示
> ②業務内容（情報収集・予防処置・指導内容・評価等）
> ③主治の歯科医師への報告

さらに STEP UP! ↗ 気づいたことを歯科医師に伝達しよう

　患者さんの様子や態度をよく観察し，気づいたことがあれば歯科医師に伝達できるようにしましょう（表5，図3）．ただし，患者さんの考えを正しく把握するのには経験が必要です．言葉と真意が別である場合があるからです．

表5　患者さんの本心を探る

> 「抜歯になることを心配しているようです」
> 「前回の治療内容に疑問を感じているようです」
> 「治療方法について詳しくお聞きになりたいようです」
> 「たいへん緊張なさっているようです」
> 「費用を気になさっているようです」

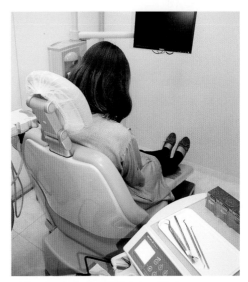

図3　ユニット上の患者さんの様子
来院する患者さんの多くは不安を抱いているが，その程度には大きな差がある．首の角度が不安を物語っている

歯科医師の視点

患者さんは，歯科医師には本心を言いづらくても，歯科衛生士には言える場合があります．歯科医師が席を外している間に真意を確かめられるかもしれません．

例：「本当は白い歯にしたいのですが，費用がわからなくて……」

参考文献 •
1) 全国歯科衛生士教育協議会監修：最新歯科衛生士教本　歯科診療補助論. 医歯薬出版, 2007.
2) 全国歯科衛生士教育協議会監修：新歯科衛生士教本　歯科衛生士概論　第2版. 医歯薬出版, 2001.

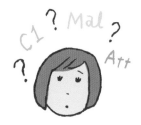

4.歯式の書き方・保険用語とその略称

東京都杉並区・井荻歯科医院　高野舞弥（歯科衛生士）

カルテの記載等に用いられる歯式の書き方と読み方および傷病名・処置名などの用語・略称を覚えることは，歯科医師をサポートするうえでも，また，歯科衛生士自身の臨床記録をとるためにも必須です．特に，自院で多く用いられる用語については，早期に覚えるようにしましょう．

基本の流れ

　歯式は，その時点での口腔内の状態を記録するためのものです．歯式の記載形式は歯科医院や検診機関によって異なる場合がありますが，代表的なものを図1，表1に示します．

　カルテのような正式な書類の記載には，原則として黒のインクまたはボールペンを使用します．訂正箇所は二重線で消すようにし，修正液は使用不可です．

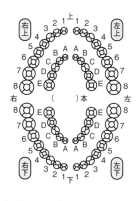

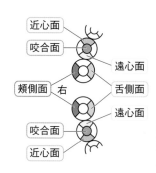

図1　日本歯科医師会，日本歯科医学会監修の歯式
前歯を4つ，臼歯を5つの面に分けて示している．すべての記録用紙は用紙向かって左が右側歯，向かって右が左側歯を表していている

表1　歯式の記入方法

<歯式を表す数字（永久歯）・アルファベット（乳歯）に重ねて記載する記号>
／：健全歯
×：存在しない歯
　歯科医院によっては数字やアルファベット上ではなく，歯を表す図の上に「／」や「×」を記入することがある

<歯式を表す数字・アルファベットの横に記載する記号>
C：未処置歯
　齲蝕の場合はその程度に応じてC_1〜C_4と明記．歯式においてCは治療が必要な歯の総称として記載するが，PulやPerなどの傷病名を記載する場合もある（略称は表4〜6参照）
○：処置歯
　○をつけたうえで，何の処置が施されているのか表2のように修復物の種類を記載.
　○はつけないで，修復物名を記載する場合もある

※表4，5中に記載されたWSD（歯質くさび状欠損），ZS（歯石沈着症），FrT（歯の破折），Att（咬耗症），HRT（半埋伏歯）なども頻繁に使用される用語

表2　修復物の種類と略称

In：	インレー
On：	アンレー
Am：	アマルガム
FMC：	全部金属冠
PC：	歯冠継続歯
JC：	ジャケット冠（HJC：硬質レジンジャケット冠，RJC：レジンジャケット冠）
Br：	ブリッジ
Pon：	ポンティック
CR：	複合レジン
TeC：	テンポラリークラウン

歯科医師の視点

歯の位置を表す方法に FDI 方式（Two-digit system）というものもあります．2 つの数字を組み合わせて表現する方法で，1 つ目の数字は上顎右側なら「1」を，上顎左側なら「2」を，下顎左側なら「3」を，下顎右側なら「4」を，2 つ目の数字は中切歯から数えて何番目なのかを表します（永久歯の場合）．たとえば「右上 7 番」は「17」となり，「左下 5 番」は「35」です．おもに欧米諸国で使用されており，日本では一般的ではありません．

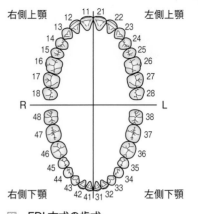

図　FDI 方式の歯式

① 簡略化

よりわかりやすく，見やすくするために，隣在歯が同じ状態の場合はまとめて記載します．

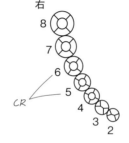

図2　6 5| に複合レジン（コンポジットレジン，CR）充塡がある場合

② 修復物の形態

さらに正確な情報を記載する場合は，修復物等の形態を塗りつぶします．

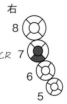

図3　7| 近心～咬合面に複合レジン（コンポジットレジン）充塡がある場合

③ 部位の略号

M（近心），D（遠心），B（唇頬側），L（舌側），O（咬合面）の略号を修復物名の前につけることもあります．

例：MOD In（近心～咬合面～遠心のインレー）
　　MO CR（近心～咬合面の複合レジン）
　　M, O CR（近心と咬合面に異なる複合レジン）

表3　部位の略号

近心 ……… M (Mesial) メジアル	舌側（舌顎） ……… L (Lingual) リンガル
遠心 ……… D (Distal) ディスタル	口蓋側（上顎）……… P (Palatal) パデタル
頬側 ……… B (Buccal) バッカル	咬合面 ………………… O (Occlusal) オクルーザル

④ 実際の臨床における記入方法

基本の流れ，および「臨床上のポイント①～③」を総合して歯式を記入します．

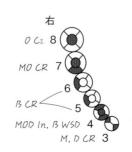

図4　実際の歯式の記入方法

よく使用する保険用語・傷病名の略称を知ろう

　カルテを読むためには，よく使用する保険用語・傷病名の略称を知っていると便利です．

表4　歯式記入によく使用する保険用語

項目	略称
う蝕症第1度	C_1
う蝕症第2度	C_2
う蝕症第3度	C_3
二次う蝕による　う蝕症第1度	C_1''
二次う蝕による　う蝕症第2度	C_2''
二次う蝕による　う蝕症第3度	C_3''
急性単純性歯髄炎	単 Pul
急性化膿性歯髄炎	急化 Pul
慢性潰瘍性歯髄炎	潰 Pul
慢性増殖性歯髄炎	増 Pul
慢性壊疽性歯髄炎	壊 Pul
カリエスのない歯髄炎	Pul

項目	略称
急性化膿性歯根膜炎	急化 Per
慢性化膿性歯根膜炎	慢化 Per
急性単純性歯根膜炎	急単 Per
歯髄壊死	Pu エシ
歯髄壊疽	Pu エソ
破損（破折）	ハセツ
脱落（脱離）	ダツリ
不適合	フテキ
埋伏歯	RT
半埋伏歯	HRT
歯の破折	FrT

表5　傷病名とその略称

項目	略称
単純性歯肉炎	単 G
複雑性歯肉炎	複 G
増殖性歯肉炎	増 G
潰瘍性歯肉炎	潰 G
肥大性歯肉炎	肥 G
慢性歯周炎（軽度）	P_1
慢性歯周炎（中等度）	P_2
慢性歯周炎（重度）	P_3
う蝕罹患患者の指導管理に係る保険外適用	C 選療
象牙質知覚過敏症	Hys
歯質くさび状欠損	WSD
咬耗症	Att
磨耗症	Abr
酸蝕症	Ero

項目	略称
智歯周囲炎	Perico
歯肉膿瘍	GA
歯槽膿瘍	AA
歯根嚢胞	WZ
歯石沈着症	ZS
歯軋り	Brx
咬合異常	Mal
食片圧入	Food.I
乳歯晩期残存	RDT
歯の脱臼	Lux
口角びらん	Ang
舌炎	Gls
口内炎	Stom
口内褥瘡性潰瘍	Dul

さらにSTEP UP! 処置名の略称を覚えよう！

勤務している診療室で使用されるものを抜粋して，処置名の略称を覚えましょう．

表6　処置名とその略称

項目	略称	項目	略称
う蝕処置	う蝕	歯肉圧排	圧排
咬合調整	咬調	歯肉包帯	GBd
歯髄保護処置	PCap	プラークコントロール	プラーク.C
歯髄温存療法	AIPC	歯周疾患処置	P処
初期う蝕早期充填処置	シーラントまたは填塞	歯周基本治療処置	P基処
乳幼児う蝕薬物塗布処置	サホ塗布	歯石除去	除石
麻酔抜髄	麻抜	スケーリング	SC
感染根管処置	感根処	スケーリング・ルートプレーニング	SRP
根管内異物除去	RBI	歯周ポケット掻爬術	PCur
根管貼薬処置	根貼またはRCT	歯科疾患管理料	歯管
根管拡大	拡大	歯科衛生実地指導料	実地指
根管形成	RCP	ポケット測定検査	EPP
麻酔抜髄と同時の根管充填	抜髄即充	歯周基本検査	P基検
感染根管処置と同時の根管充填	感根即充	歯周精密検査	P精検
根管充填	根充またはRCF	機械的歯面清掃処置	歯清
加圧根管充填	CRF	歯周病安定期治療	SPT
生活歯髄切断	生切	歯肉剝離掻爬手術	FOp
失活歯髄切断	失切	歯周組織再生誘導手術	GTR
歯根端切除手術	根切	暫間固定術	TFix
有床義歯床下粘膜調整処置またはティシュコンディショニング	T. コンデまたはT.cond	テンポラリークラウン	TeC
歯頸部包帯	CBd	印象採得	imp
硝酸銀焼灼	$AgNO_3$	咬合採得	BT
塩化亜鉛塗布	$ZnCl_2$		

参考文献
1) 升井一朗・深町厚子・村田尚子・荒蒔紘子・蛭田美加：新人＆復帰歯科衛生士応援企画. 歯科衛生士，**35**(7)：34〜35.
2) 全国保険医団体連合会：歯科保険診療の研究　2012年4月版. 全国保険医団体連合会，東京.

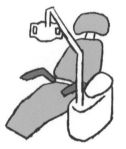

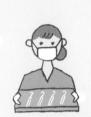

Chapter 2
準備と片づけ

安心・安全な歯科医療を提供するために，診療の環境を整えよう！

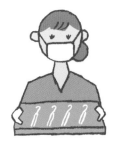

1. 診療の準備

東京都杉並区・井荻歯科医院　小林純子 (歯科衛生士)

診療室の環境を整えることによって，スタッフの無駄な動きを減らし，スムーズなアシスタントワークが可能となります．「安全な医療」「感染予防」を第一に，清潔な診療室を維持することをつねに心がけ，朝の準備の段階から整備することが，患者さんの安心にもつながります．

基本の流れ

1 環境を整えよう！

①待合室，受付 (図1)

患者さんをはじめにお迎えする場所です．毎朝 (または診療終了後) の清掃は欠かせません．つねに目を配り，整理整頓と清潔な環境を保ちましょう

- 本や雑誌を整える (図2)
- お手洗い，洗面所の清掃 (図3)
- 床拭き
- 歯ブラシ，歯間ブラシなど販売グッズの補充，整頓など (図4)

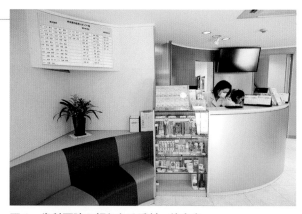

図1　歯科医院の顔となる受付・待合室

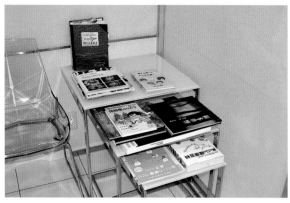

図2　本は患者さんが読めばすぐに乱れるので，頻繁な整頓が必要

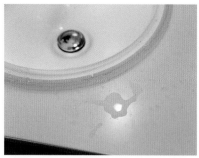

図3　他の人が使った痕跡は，流しの水はねでも不快に感じることが多い

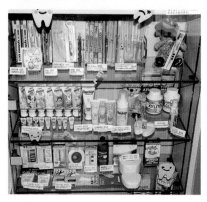

図4　販売グッズを補充し，見やすく整頓する

②診療室 (図5)

　以下の項目を参考に，自院での診療室準備の項目を確認しましょう．

- ・ユニット，コンプレッサー，パソコン，チェア，寒天コンディショナーなどの電源を入れる
- ・掃除機かけや床拭き
- ・器具・器材の確認・補充
- ・消毒剤などの準備
- ・ユニットの確認 (ユニットの拭掃，タービン等のオイルの空回し．以下は患者さん目線での汚れを確認：ライト，コップ置き場，スピットン周り，手鏡，図6，7)
- ・補綴物，セット物の確認

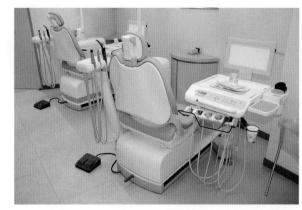

図5　準備され，整頓された診療室からは清潔感が感じられる

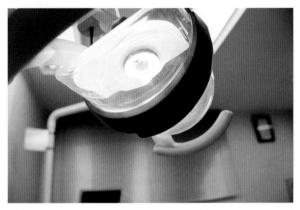

図6　ユニットに座った患者さんからはライトのほこりなどがよく見える

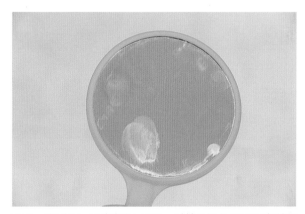

図7　すばらしい診療をしても，手鏡の汚れだけで歯科医院の評価が下がってしまう

② 手指衛生の基本

　診療室に入室する際は，必ず手指 (素手) の消毒をしましょう．手指の衛生はすべての医療行為の基本であり，感染予防としてもっとも大きな役割を果たします．手指の衛生管理には，おもに「石けんと流水による手洗い」と「速乾性擦式アルコール製剤による手指消毒」の2つの方法があります．

　一般の人と変わらない日常行為である食事の前やトイレの後などなら，石けんと流水による短時間の手洗いである「社会学的手洗い」でかまいません．しかし，診療の前後では，同じく石けんと流水による手洗いでも，皮膚表面に付着した汚染物質や細菌の可及的除去を目的とした「衛生学的手洗い」が必要です (図8)．表面汚染を洗い落とすには30秒以上必要であるとされています．手洗いの後には，速乾性擦式アルコール製剤により消毒をします (図9)．患者さんごと，またお昼休憩の前後などの際も徹底して手指消毒を行います．グローブの着用は手指衛生の代用にはなりませんので，グローブを外した後も必ず手洗いと消毒が必要です．

Chapter2 準備と片づけ

1. 診療の準備

31

図8 石けんと流水による衛生学的手洗いの手順

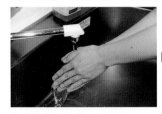

①手を十分に濡らします

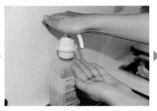

②必要量の液体石けんを手に取ります

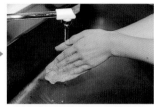

③手のひらを擦り合わせて,十分に泡立てます

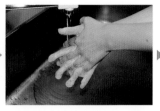

④手のひらを合わせて,指のつけ根や指の間まで洗います

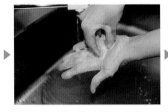

⑤両手の指の先を洗います

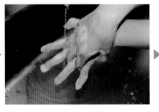

⑥手の甲にもう片方の手のひらを合わせ,指のつけ根や指の間まで洗います

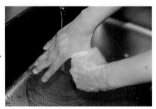

⑦親指を手のひらで包むようにして,指の先まで洗います

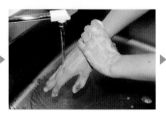

⑧手首をもう片方の手のひらで包み,ねじり洗いをします

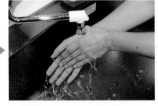

⑨流水で十分にすすぎます

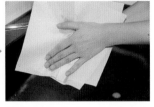

⑩ペーパータオルで完全に水分を拭き取ります

図9 速乾性擦式アルコール製剤による手指消毒の手順

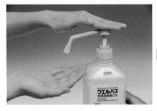

①消毒する範囲が15秒以内に乾いてしまわないように,十分な量を手に取ります

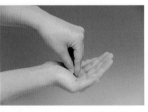

②手のひらを丸めて液を溜め,指先を液に浸します(反対の指先も同様)

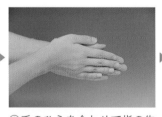

③手のひらを合わせて指の先まで擦り込みます

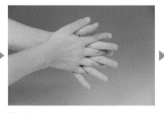

④指の間にもよく擦り込みます

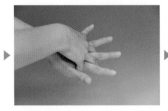

⑤手の甲に反対の手のひらを合わせ,指のつけ根や指の間に擦り込みます

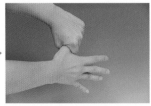

⑥親指を手のひらで包むようにして,指の先まで擦り込みます

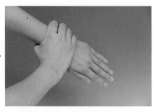

⑦手首をもう片方の手のひらで包み,ねじるように擦り込みます

③ グローブ

診療時，手指が血液や唾液に曝露する可能性が生じる前にディスポーザブルグローブを着用し，患者さんごとに交換します．外すときには，グローブの表の面に素手で触れないようにします（図 10）．同じ患者さんでも治療内容の変化によりグローブの交換が望ましい場合や，ピンホールなどの破損が認められた場合には交換します．また，カルテや X 線機器，モニタなどの環境表面に触れる場合はグローブを外します．

図 10　使用後のグローブの外し方（グローブの表の面が皮膚に触れないように外す）

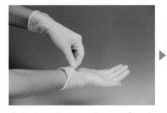

①片方の指先でグローブの表側をつまみます

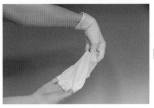

②そのまま裏返すようにして外します

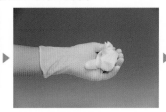

③外したグローブは，まだ装着されているほうの手でそのままつかみます

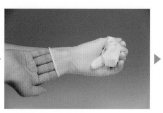

④素手になったほうの指先を，まだ装着されているグローブの内側に入れます

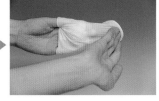

⑤そのまま裏返すようにして外します

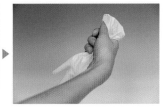

⑥裏返したまま廃棄します

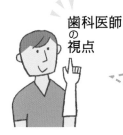

歯科医師の視点

患者さんの見えるところでグローブを装着することで，「あなたのために新しいグローブを使います」というパフォーマンスになります（図）．診療室では，ときにはこのようなアピールも必要です．

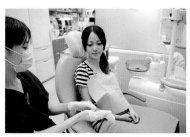

図　患者さんの目の前でグローブを装着し，使いまわしでないことをアピールする

① 診療準備に漏れがないか確認しよう

誰でもケアレスミスをおかしてしまうことはありますが，朝の準備の段階で，「寒天コンディショナーの電源を入れ忘れていた！」，直前になって「器具や材料がない！」など，準備が整っていないことで治療がスムーズに進まなくなってしまう事態は避けたいものです．

ミスをしたときには，その内容を記録として残しておくことがポイントです．ノートに「メモ」を残すクセをつけ，それを見返し，同じ失敗を繰り返さないように心がけましょう（図11）．さらにその情報を院内で共有し，他のスタッフが同じミスを起こさないようにすることも大切です．ミスの予防にはチェックリストを作成したり，スタッフの役割分担表などを作成してもよいでしょう（図12）．

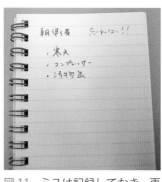

図11 ミスは記録しておき，再発防止に役立てる

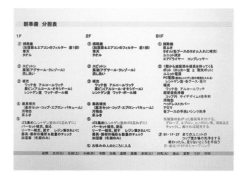

図12 診療準備のチェックリストの一例

② 消毒剤取り扱いの注意点

1 アルコールワッテは作り置きしない

消毒用エタノールには速乾性があるため，長時間表面に残留させて持続効果を期待することができません．また，真菌類等には有効性がないため，前日に作り置きしたワッテの上に新しいワッテを継ぎ足すと，底部のワッテが汚染されていく危険性があります（図13）．

2 グローブへの速乾性擦式アルコール製剤の使用は NG

速乾性擦式アルコール製剤は手指へ直接擦り込む用途で製造されています．グローブに擦り込むと，ピンホール（小さな穴）が発生する危険性があるため避けましょう（図14）．

3 消毒剤の有効性を確認しよう

滅菌できない器材に関しては，高水準消毒剤などを使用しますが，消毒効果が適切に得られる状態であるのか，専用の「テストストリップス」を使用して必ず確認をしましょう（図15）．

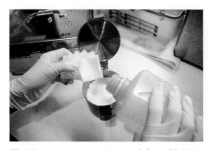

図13 アルコールワッテを毎日継ぎ足して作ると，底部で真菌などが繁殖する可能性がある

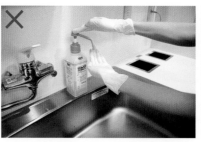

図14 速乾性擦式アルコール製剤はグローブではなく，素手に使用するために製作されている

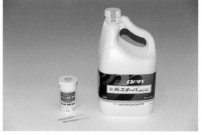

図15 高水準消毒剤「ディスオーパ」と，その効力を判定するための専用テストストリップス（ジョンソン・エンド・ジョンソン）

これで差がつく 器材の取り扱いはていねいに！

アシスタントワークのみならず，患者さんを担当するようになった場合，自分が実際に器材を使用し，また管理を行っていく必要があります．1〜3年目までの時期に，的確かつていねいに器材を管理することを心がけ，身につけていきましょう．患者さんに対する接し方と同じように，ていねいに器具・器材も扱えるよう，つねに意識するようにしましょう．

レーザー機器，電気メス，超音波スケーラー，エアフロー，根管長測定器など，診療ユニットに付属していない機器を扱う際，ケーブルやその接続部に注意が必要です．ケーブルを持って引っ張ったりすると電線の断裂が起こります．機器が故障しないような後片づけや準備の際の心配りが大切です．

片づけの際にはコードは余裕をもたせてゆったりと巻き，接続部は断線を防止するため，折れ曲がらないように配慮して保管します（図16，17）．

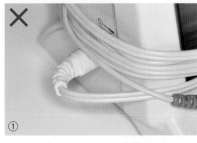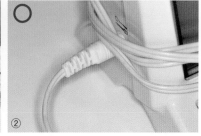

図16　①のようにきつく巻くとコードが鋭角になり，断線しやすい．②のように余裕をもたせて巻くことにより断線を防止する

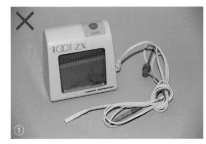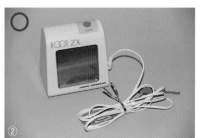

図17　長いコードが邪魔でも，①のようにコード自体を結ぶと断線しやすい．②のように市販の結紮用具やヒモを利用したい

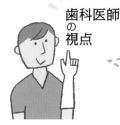

歯科医師の視点

歯科で用いる器材は高価なものばかりです．一度壊れてしまうと，修理中はその器材を使えないうえ修理費用も高額です．やさしく扱ってもらえると助かります．

参考文献

1) 柏井伸子：あなたの医院は大丈夫？. デンタルハイジーン，**32**(4)：376〜379，2012.
2) 野城康成監修，診療報酬請求事務専門士検定協会編：歯科クリニック院内業務マニュアル. 日本医療総合支援評議会，東京，2008，86.
3) 対馬ゆか，遠山佳之著，高橋英登監修：イラストで楽しく学ぶデンタルオフィス入門 新人さんのための Text Book. 医歯薬出版，

2009，26〜30.
4) 歯科感染対策プロジェクト監修. 歯科診療における院内感染対策 歯科医療器材の洗浄・消毒・滅菌ガイドブック. NPO 法人 HAICS 研究会，東京，2012.
5) 山口 晃，佐野公人著，束理十三雄監修：歯科臨床と診療補助シリーズ⑤ 口腔外科学と診療補助. クインテッセンス出版，東京，2007.

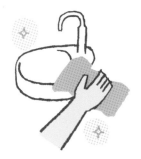

2. 診療の後片づけ

東京都中央区・住友商事株式会社歯科診療所　茂木美保（歯科衛生士）

感染症に罹患している患者さんだけを院内感染予防の対象とするのではなく，病原体を保有している・いないにかかわらず，すべての患者さんに感染症の可能性があるという「スタンダードプリコーション」の考え方に基づいて，診療の後片づけに取り組まなければなりません．

基本の流れ

　診療の後片づけは，「片づける自分たち」「器材」「作業環境」の3つの医療安全を考慮して対応します．診療が終わったら，危険な感染性医療廃棄物については，安全な方法で除去し，廃棄します．使用済みの器材は，感染症の有無により対応するのではなく，スポルディングの分類を目安に，適切な処理方法を選択します（表）．

表　スポルディング（Spaulding）の分類

器材の分類	対象	器材の具体例	処理方法
クリティカル	無菌の組織や血管内に挿入するもの	外科用器材，インプラント器材	滅菌（高圧蒸気滅菌，酸化エチレンガス滅菌）
セミクリティカル	粘膜または損傷のある皮膚に接触するもの	プライヤー，体温計	高水準消毒（グルタラール，フタラール等）
			中水準消毒（次亜塩素酸ナトリウム，エタノール等）
ノンクリティカル	医療機器表面	歯科用ユニット，キャビネット，床，壁	清拭清掃
	傷のない健常な皮膚に接触するもの		低水準消毒（ベンザルコニウム塩化物，クロルヘキシジングルコン酸塩），エタノール清拭
	ほとんど手が触れないもの		定期清掃，汚染時清掃・洗浄
	頻繁に手が触れる部分		定期清掃，定期消毒

 臨床上のポイント

① 患者さんごとの対応

　バキュームを外す前には，十分に水を吸引させ，血液や唾液がバキューム吸引管内へ逆流することや接続部の汚染を防止します（図1）．定期的なバキュームの清掃は，悪臭を防止するだけでなく，正常な吸引力を回復させますので，毎日行います．スピットンには十分に水を流します．グローブ，基本セット，バキュームのみならず，タービン，スリーウェイシリンジの先端も患者さんごとに交換し，滅菌します．

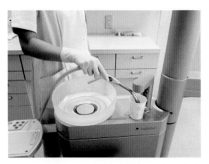

図1　バキュームは外す前に，十分水を吸引させる

② グローブ

グローブは，手洗いをしてから着用します．患者間の交叉感染を防止するほか，ピンホール（小さな穴）の発生や手の湿潤による細菌の繁殖等を防ぐ観点から，患者さんごとにグローブを交換します．グローブをすると安心しがちですが，一度患者さんに触れたら，グローブは汚染されるので，パソコンやカルテなどを触る際には必ずグローブを外します．また次の患者さんの診療前には，ライトやブラケットテーブルなどグローブで触れた場所の消毒も欠かせません（図2）．

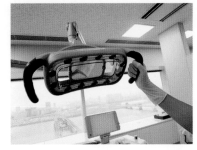

図2　グローブで触れた場所は汚染されているので，消毒を行う

③ ユニットの清拭

ライトのアーム，ブラケットテーブル，スイッチ，ヘッドレストなど，術者やアシスタントが手で触れる場所はすべてラッピングを行い，診療後に交換するのが理想的です（図3）．ラッピングを行わない，または行えない場所は，アルコールで清拭するなど環境の清掃に努め，血液を主体とした汚染等があった場合には，1,000ppm（0.1％）次亜塩素酸ナトリウムによる清拭消毒やイルガサン DP300 配合消毒液のスプレーを行った後，水拭きにて薬剤を拭き取るように清拭するとよいでしょう．

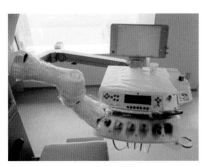

図3　術者やアシスタントが手で触れる場所はラッピングを行うのがよい

院内環境の整備

エアロゾル（空気中に浮遊する微小な液体または固体の粒子）に含まれた病原微生物による感染を防止するために使用した口腔外バキュームのフード部分は非耐熱性なので，EOG（酸化エチレンガス）滅菌を行います．

また，歯科ユニット内の水管路汚染対策は，人にも環境にもやさしく有効な機能水を活用するのも勧められます．配管をフッ素コーティングチューブにすることで，水管路内のバイオフィルム形成を阻害できます．中性電解機能水は殺菌消毒するばかりでなく，pH が中性領域にあり，利用後の水を無処理で直接下水道に排水することが可能です（図4）．水道法の基準を満たす安全な水であり，残留塩素濃度を適正に保つため，手洗い，洗口用コップの水，タービン等にも用いて，殺菌力を付加させることができます．

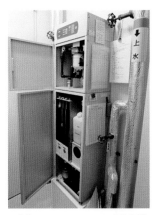

図4　エピオスエコシステム（残留塩素濃度補整システム）．水を電気分解して，機能水を生成する．次亜塩素酸の作用により殺菌力を発揮し，十分な水量を連続供給することが可能

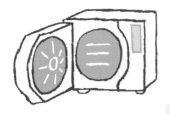

3. 洗浄・消毒・滅菌

東京都中央区・住友商事株式会社歯科診療所　茂木美保（歯科衛生士）

平成19年4月に施行された第5次医療法改正に伴い，医療安全管理の義務づけの対象は一般歯科医院にも拡大されました．診療の片づけを行う際には，「洗浄」「消毒」「滅菌」により，病原微生物の汚染を除去し，院内感染を予防します

基本の流れ

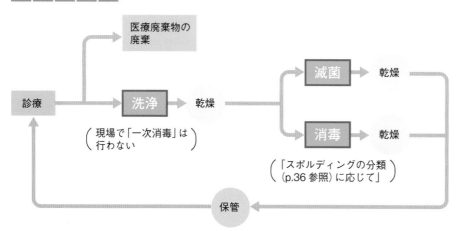

図1　器具・器材の再生処理の流れ

使用済み器具は，鋭利部分を一定方向にそろえ，スタンダードプリコーションの考え方に準拠して，消毒・滅菌前に洗浄を行い，基本的に加熱できるものはオートクレーブ滅菌し，加熱できないプラスチック類は，EOG（塩化エチレンガス）滅菌や薬液等で消毒します（図1）．

「洗浄」，「消毒」または「滅菌」というプロセスで再生処理をすることで，病原微生物を根絶，もしくは，感染症を発現させないレベルまで低下させることができ，感染防止対策になります．

器材に有機物等が付着したまま滅菌すると，微生物の死骸や発熱性物質が残存したり，高レベル消毒では，有機物が器具に固着したり，低レベル消毒では消毒効果が減弱したりすることがあるため，消毒・滅菌の前には，まず十分な洗浄が必要です．「滅菌するから，多少汚れが残っていても……」という安易な考え方は問題があります．

また，「滅菌」は「消毒」より，レベルが上になりますので，滅菌対象物に消毒を行う必要はありません．安全に滅菌物を供給するためには，ウォッシャーディスインフェクター[*1]とオートクレーブ[*2]の使用が有効です．

① スタンダードプリコーションの理解

　感染予防の考え方の基本となるのは,スタンダードプリコーション(標準予防策)です.これは,1996年に米国疾病管理予防センター(centers for disease control and prevention;CDC)が発表したガイドラインで,すべての患者さんを感染症の可能性があるものとみなし,血液,体液,分泌液,排泄物,汚染物に普遍的に対処しようとする感染管理対策で,患者さんの院内感染(交叉感染)を阻止すると同時に,医療従事者の業務による感染を防ぐことが目的となっています.

② 一次消毒について

　血液に汚染された器具を洗浄せずに,直接消毒液に入れて漬け置きすると,赤血球内の色素が分解され,血液が落ちたような錯覚に陥りますが,血液成分中のフィブリンが固定されたり,タンパク質が凝固したりして,滅菌・消毒が不完全になります.
　診療後ただちに洗浄できない場合には,一次消毒を行わずに,血液やタンパク質を分解・除去するCAE(界面活性剤の一種)配合の防錆洗浄液や,血液やタンパク質の乾燥・凝固を防ぎ,器具から血液,脂肪などの汚れを分解して浮かせておくことが可能な予備洗浄スプレーを活用します(図2).

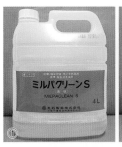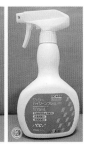

図2　洗浄液・予備洗浄スプレーの一例
①ミルパクリーンS(丸石製薬)
②ハイジーンプレミスト(ジーシー)

*1 ウォッシャーディスインフェクター
　医療器材の「洗浄→すすぎ→消毒→乾燥」の一連の工程を自動的に行う熱水消毒機です.ポンプで加圧された洗浄水をプロペラに送り,その水圧でプロペラが回転し,先端から勢いよく出る洗浄水により器材を洗浄し,熱水により消毒します.滅菌水準には達しませんが,高温洗浄により病原微生物による感染性は消失します.汚染器材を手に触れることなく洗浄・消毒処理できるので,作業者の汚染器材への接触を最小限にでき,安全性が向上し,院内感染防止にも有効です.

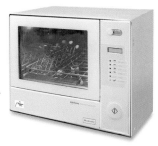

図　ウォッシャーディスインフェクター
ピコ テーブルトップウォッシャーディスインフェクター
(モレーンコーポレーション)

*2 オートクレーブ
　オートクレーブは,その構造からNサイクル,Sサイクル,Bサイクルと3つに分類することができます.
　日本では一般的に,蒸気と空気の重量の違いを利用して,空気除去を行う重力置換式のオートクレーブ(Nサイクル)が多用されています.このタイプは,真空ポンプ(バキューム)がないため,表面的な滅菌にとどまり,中空のある器具や滅菌パックを使用すると蒸気浸透性が悪く,滅菌が不完全になりますので,非包装の固形物の滅菌に限られ,滅菌後ただちに使用しなくてはなりません.
　Sサイクルのオートクレーブとは,滅菌前に1回,および乾燥時に真空状態をつくりだすプレポストバキューム方式で,製品メーカーが指定した特定の製品のためのサイクルとなっています.
　固形物,中空,多孔性などあらゆるタイプの被滅菌物に対応できるのがBサイクルです.チャンバー内の残留空気を除去(プレバキューム)し,真空状態に飽和蒸気を注入します.真空と,蒸気の注入が交互に繰り返されることにより,チャンバー内の残留空気が排出され,高温の蒸気が被滅菌物の細部までいき渡り,完全滅菌が可能になります.この工程を繰り返すことにより,内部に空洞があるもの,包装されているもの,カセット,衣服等をも確実に安全に滅菌し,再度真空状態にしてから乾燥工程に入りますので,完全滅菌が可能です.

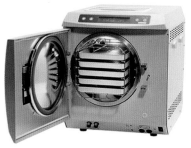

図　Bサイクル(クラスB)のオートクレーブ
DAC プロフェッショナル(シロナ)

① 洗浄器具の分類

汚染物の除去を行わなければ，滅菌効果を期待することはできませんので，十分な洗浄を行い，初発菌数を減らすことが重要です．器材の材質，デリケートな器具，機械洗浄できるもの，できないものなど，器材の特性により洗浄剤や洗浄方法が異なるので，洗浄前に分類を行います（図3）．

洗浄後の器具は，滅菌，消毒済みの清潔器材と交叉させないようにします．また，濡れていると消毒効果の低減や二次生成物を生成する可能性があり，確実な殺菌効果が期待できないため，すぐに十分乾燥させることが大切です．

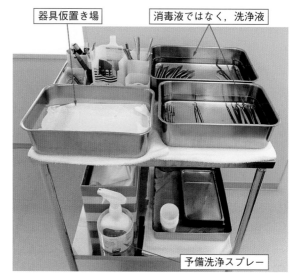

図3 洗浄する器具は，以後の洗浄ルートを考えて事前に分類しておくとよい

③ 洗浄の方法

洗浄とは，汚れや血液などの有機物を医療器具表面から剥離させて，洗い流すことで，「仕分け→予洗→洗浄→すすぎ→乾燥」というプロセスで行います．洗浄温度は，30～50℃が適温です．温度が高いとタンパク質を凝固させてしまいますし，冷水は，血液を取り除くためにはよいですが，低すぎると汚れ落ちが悪くなります．

洗浄の方法は，手で行う「用手洗浄法」と「機械による洗浄」の大きく2つの種類があります．用手洗浄法は，洗浄専用の流し台を決めておき，作業者は感染防止，薬液等の曝露防止対策として，マスク，ゴーグル，グローブ，防水性エプロン等の防護具を着用することが重要です（図4）．

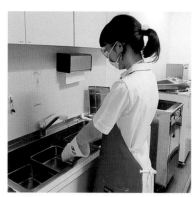

図4 洗浄する際は，必ず防護具を着用する

これで差がつく ② 口腔内写真撮影用ミラーに対する配慮

　ミラーは，他の器具とぶつけてしまうと，目に見えない傷で反射率が低減してしまうため，診療室内の仮置き場や洗浄後の水切り用に，廃棄用容器や発泡スチロールを工夫して，仕切りをつくるとよいでしょう（図5-①）．滅菌の際には，キッチン用品店等で求めたシリコーンなどで保護したり，滅菌カスト用の敷シート（不織布）を加工してミラー袋にしたりすると便利です（図5-②）．

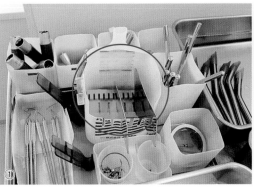
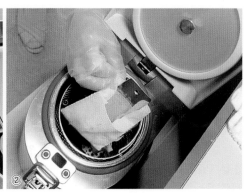

図5　ミラーは傷つきやすいので注意が必要．①発泡スチロールで作った仕切り，②滅菌カスト用の敷シートを加工してつくったミラー袋

これで差がつく ③ 歯科用エアタービンの取り扱い

　タービンの動きを止めると，陰圧が生じて，内部に唾液，血液，切削片を吸い込みます．この「サックバック現象」により，タービンハンドピースのみならず，チューブのコネクターやユニットまでも汚染してしまいますので，サックバック防止機構のついたものを使用します．タービンヘッドは患者さんごとに交換し，内部の洗浄および注油を行ってから滅菌します．

　ハンドピース自動給油洗浄装置内のエアブローにより除去された不純物や余剰オイルによる汚染を最小限にするためには，ガス滅菌に使用した袋を再利用し，それにキッチンペーパーを入れたものをかぶせてから使用するとよいでしょう（図6）．

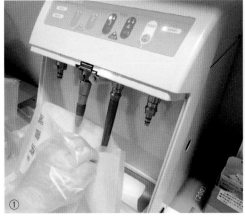
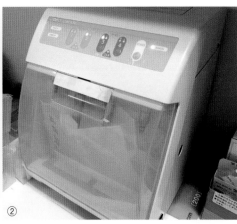

図6　ハンドピース自動給油洗浄装置の汚染を最小限にするための工夫

④ 消毒の方法

消毒剤の濃度に配慮することで，最良の効果を発揮させます．濃度が薄すぎると効果は期待できず，濃すぎると副作用，経済面，環境汚染の問題があります．微生物と十分な接触時間をとり，一般的に温度は高いほうが効果的です．多くの消毒剤が使用されていますが，すべての微生物に万能なものはありません．目的に応じた消毒剤を選択します．

また，化学的残留物質による副作用と防錆のため，一度水に置換してから低水準消毒を行うとよいでしょう．薬液は揮発するので，曝露を防ぐために環境にも配慮します（図7）．

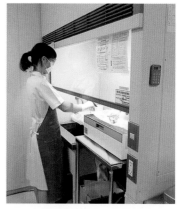

図7　薬液消毒やガス滅菌はドラフトチャンバー内，または換気環境下で作業する

⑤ 滅菌の方法

滅菌する器材は十分洗浄し，乾燥させておきます．濡れている器材は，温度が上昇しないので，そのままでは滅菌できません．また，オートクレーブ内に入れる器具の量は，チャンバー総容量の70％以内です（図8）．詰め込み過ぎて隙間がないと蒸気浸透が不十分になり，これも滅菌不完全になります．さらに，滅菌が完了したら，乾燥した状態で保管しないと細菌が付着しやすく，汚染されるとともに錆の原因となります．また，定期的にメインテナンス（滅菌バリデーション）することで，オートクレーブの性能が維持されます．

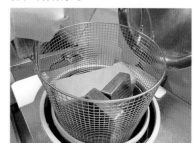

図8　オートクレーブに入れる器具の量は，チャンバー総容量の70％以内を守る

⑥ 滅菌バッグの留意点

滅菌バッグ内の器具を使用する際には，インジケーターで滅菌済みであるかどうか，包装に破損がないかどうかを確認します．オートクレーブで処理された滅菌パックの有効期限は6カ月ですので，バッグに滅菌日を記載し，有効期限が切れていないかも確認します．

半年に一度，滅菌バッグで保管してある器具を点検し，有効期限が経過したものは新たに包装し直して，滅菌日を記載して再滅菌します（図9）．一度使用した滅菌バッグは再利用せずに，タービンを滅菌する際の不純物やオイル受けにする（「これで差がつく③」参照）など活用します．

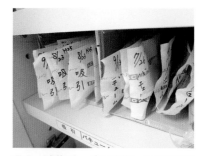

図9　滅菌バッグに滅菌した日を記載し，定期的に有効期限を確認する

さらにSTEP UP!　間接的な感染機会の軽減努力

各歯科医療機関の方針のもと，院内感染対策の意義，目的を明確にし，知識，方法をスタッフ間で共有しておきます．また，院内感染対策の知識の確認・更新のため，研修会，書籍，インターネット等による外部情報を活用して定期的に情報を収集し，問診票や消毒法などに反映させることが大切です．

Chapter 3
歯科治療の
アシスタントワーク

患者さんの状況，術者の癖に合わせて，適切なアシスタントワークを行おう！

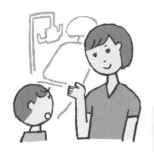

1. ユニットへの誘導

東京都杉並区・井荻歯科医院　高野舞弥（歯科衛生士）

一般的に，医療従事者が患者さんとその日最初に接するのが誘導時であり，このとき患者さんの「表情・行動・態度」から，その日の体調や気分などさまざまなことを読みとることができます．そして必要に応じて，適切な声かけや対応をすることが歯科衛生士の大きな役割となります．不安と緊張を和らげるような雰囲気づくりと気配りで患者さんに接し，"診療の環境づくり"の第一歩という意識で誘導しましょう．

基本の流れ

1 誘導前の準備

患者さんが気持ちよく診療を受けられるよう，診療室が清潔であることを心がけます．整理整頓されていることが，患者さんが信頼し安心感をもって治療を任せられる医院になるためのポイントの1つです（図1）．また清拭は感染防止を目的としますが，不潔感の払拭という視覚的アピール効果もあります．患者さんの目線でもチェックを行い，見える場所は特に注意を払い清潔を保つようにします（図2, 3）．

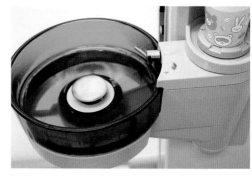

図2　スピットンの汚物や歯垢染色液の跡など，前の患者さんが診療を受けた痕跡はたいへん気持ちが悪い

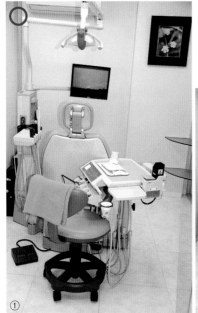
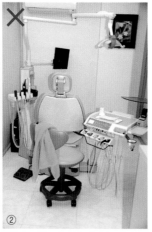

図1　①のようにすっきりした印象を与えることが重要

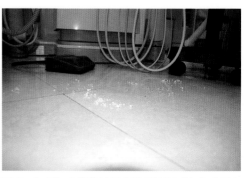

図3　レジンの削片は見た目では気づかなくても上を歩けばわかるし，転倒の原因にもなる

② 誘導路の環境の整備

患者さんが通りやすいように，通路，ユニットまわりのスペースを確保します（図4）．ご高齢の方，障害をおもちの方，車椅子の方などを誘導する際は，特に足元の安全に配慮します．また，自らが誘導を行っていないときでもつねにまわりの状況に目を配り，自分の位置が他の患者さんの歩行を妨げていないかなど気遣いを忘れないようにしましょう（図5）．

③ 誘導時の注意点

はっきりと聞こえるよう患者さんをお呼びします．挨拶をしてユニットへ案内しますが，院内のスタッフにとっては慣れている診療室でも，患者さんにとってはわかりにくいこともあります．荷物の置き場，どこに座るのかなど患者さんの視点で声かけをし，はじめて来院される患者さんには特に細やかな配慮をします．

動きに制約がある高齢者の場合，決して急がせてはいけません．脚に自信のない高齢者は，手でも身体を支えようとしていろいろな所を触りますが，ブラケットテーブルのような上下に動くもので身体を支えようとする

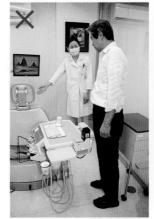
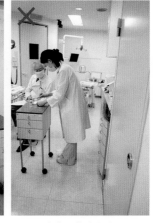

図4　ブラケットテーブルとキャスターをよけるために，患者さんは身体をひねる必要がある．足元のコードやホースにも注意する

図5　診療に集中したアシスタントが通路をふさいでいる

と，たいへん危険ですので注意してください．患者さんのペースで誘導できるように心がけ，介助の必要な患者さんには個々に合わせたサポートをしましょう．

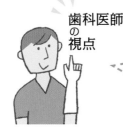

歯科医師の視点

プライバシーや個人情報保護の観点から，役所などでは希望により，名前ではなく番号で呼んでもらえるようになってきました．しかしこれには，医療機関では危険が伴います．診療時にはカルテで本人確認ができるかもしれませんが，診療後には薬を間違えて渡すなどのリスクがあるからです．

臨床上のポイント ## ① 高齢者，障害者への誘導時の介助

高齢者，障害者の誘導時は相手のペースに合わせてゆっくり誘導し，安全に，そして患者さんが負担なくユニットに移動できるよう気を配ります．目が不自由な患者さんの場合は，介助者の肘をもってもらい誘導するのが一般的です．患者さんが必要とする以上のサポートは失礼にあたることもあるので注意しましょう．「大丈夫ですか？」と声をかけ，何を

どのようにサポートすべきかうかがいながら，介助することを心がけましょう．特に足元の段差には細心の注意を払い，必要に応じて声かけをします．また，ユニットに座るときがもっともバランスを崩しやすいので，身体を支えるなどして安全に座

表　高齢者，障害者の誘導時に配慮すべき点

- 患者さんのペースに合わせた誘導を行う
- 動くもので身体を支えさせない
- 足元の，ほんのすこしの段差にも気をつける
- ユニットに座る際は患者さんの安全に配慮する

れるようサポートします（表）．車椅子の患者さんでユニットへの移動が難しく危険が伴う場合は，無理に移動せずに治療を行うこともあります．

② 患者さんとの会話

誘導時や誘導後の会話は，診療前の患者さんの緊張を和らげるのに大切です．患者さんの口腔内の状態を事前に把握し，「お痛みはありませんか？」「治療している歯はいかがですか？」などとお聞きします．室内に他の患者さんもいる場合には，プライバシーや守秘義務を考慮し，特に「義歯」「むし歯」などのデリケートな言葉，内容にはより注意を払います．ときには「いいお天気ですね」など，それぞれの場面に応じた会話で場を和ませることも必要です．

会話は話し方，声の大きさ，トーンに注意し，特にご高齢の方は耳が聞こえにくいことがあるため，低めの声で，はっきり，ゆっくり，大きな声で話します．大きな声で話す場合は乱暴にならないように注意し，相手に敬意を表すことを忘れないよう心がけましょう．

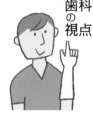

歯科医師の視点

患者さんと会話するのはたいへんよいのですが，前回の治療結果などは自分が先に聞きたいという歯科医師もいると思いますので，担当歯科医師の考え方に合わせましょう．

 臨床上の ポイント ③ 楽な姿勢で診療が受けられるような気配りを

背や腰が曲がっていたり，小柄な方などチェアにもたれても頭位が安定しない患者さんの場合は，ヘッドレストを前方に移動させるか，クッションやタオルを挟むことなどで対応します（図6）．また，足元が冷える日や女性の患者さんにはひざ掛けを用意しておくとよいでしょう．

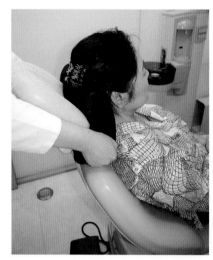

図6　頭位が安定しない患者さんにはタオルなどで対応する

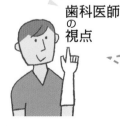

歯科医師の視点

腰痛に悩んでいる患者さんはとても多いものです．一見健康そうに見える人でも，チェアをすこししか倒せない場合があるので注意しましょう．

これで差がつく ① ユニット誘導後にも配慮を

ユニットで診療を待つ患者さんの動作にも注意を払い，些細な変化も読み取れるようにしましょう．診療時間が延びてしまった場合，たとえ時間がなく急いでいても，言い出せない患者さんもいます．時計を気にしているようなしぐさや，待ち時間が長くなってしまっているときは「すみません．お時間，大丈夫ですか？」などの声かけを行いましょう．診療室の構造によっては，患者さんがユニットに座っていると背後からしか様子がうかがえない場合がありますが（図7），しっかり表情をうかがうことで心情を察知できるよう気配りすることが大切です．

また，小児は好奇心旺盛で行動が読めません．ユニットは動く部分が多く，手や指を挟んでしまう危険があり，また危険な器具や薬品が多いため，目を離さないようにすることが必要です（図8）．

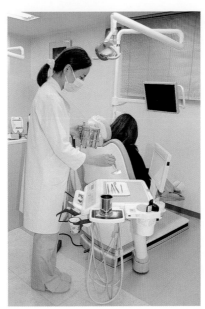

図7　患者さんを後ろからしか見えない環境では，変わったことがないか特に注意する

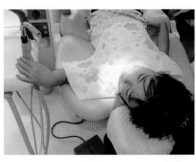

図8　あらかじめ親に，子どもの行動によっては危険が伴うことと，その回避のためには毅然とした態度をとる場合があることを説明しておく

これで差がつく ② 患者さんの情報を共有しよう

患者さん個々に対する注意点は誰もが確認できるようにメモし，情報を共有できるシステムづくりが大切です．患者さんの口腔内の状態や体調など，診療にかかわる情報以外に，通院手段，ご家族のこと，生活環境，趣味などを把握しておくことも会話のきっかけとなります（図9）．患者さんにとって，「自分のことを考えてくれている行き届いた対応」が患者さんと医院の信頼関係を深めることにつながります．スタッフ皆が同等の対応をするため，患者さんの個々の細かな情報も共有できるようにしましょう．

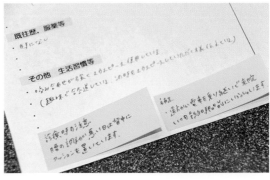

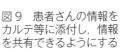

図9　患者さんの情報をカルテ等に添付し，情報を共有できるようにする

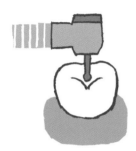

2. 治療の種類・流れ・必要な器材

東京都杉並区・井荻歯科医院　遠山麻以子（歯科衛生士）

治療にはどの歯科医院でもほぼ同様に行われる共通部分と，歯科医師の裁量により行われる独自のアレンジ部分が存在します．ここでは一般的な治療の流れに則して必要な器材を紹介していきますが，各歯科医院でのアレンジ部分については実際の臨床に合わせて習得してください．

基本の流れ

① 治療の流れを把握しよう

　一般的な治療の流れと必要な器材を図1に示します．ただし，使う器材や薬品は歯科医院，歯科医師によって異なる場合があるので，自院のシステムを確認しましょう．

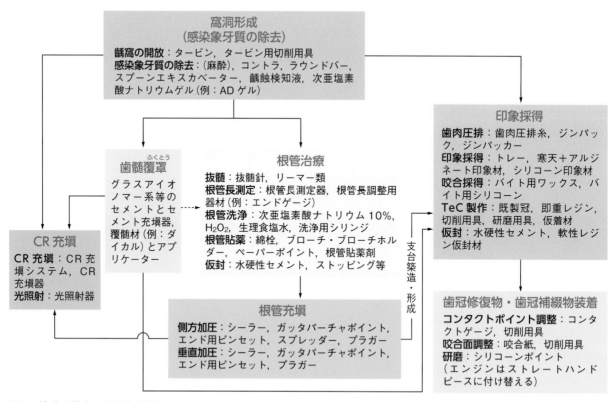

図1　治療の流れと必要な器材

② おもな治療の手順

日常的に行われる，おもな治療の種類を以下に示します．治療の手順を確認しましょう．

・窩洞形成 (感染象牙質の除去) ……不要なエナメル質，または感染象牙質除去の障害となるエナメル質を削除した後，齲蝕検知液を用いて感染象牙質を除去します．インレーであれば外開き窩洞に整え，コンポジットレジンであれば必要最小限の削除に留めます

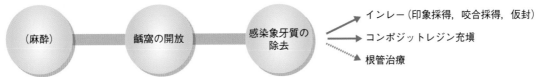

・支台歯形成・印象採得……支台歯に補うべき実質欠損がある，または補強が必要な場合には支台築造を施します

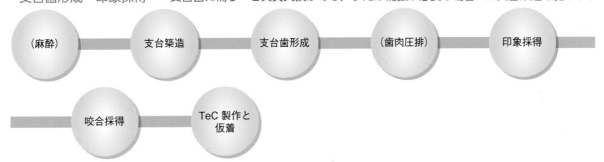

・コンポジットレジン (CR) 充塡……現代では幅広い実質欠損に対して用いられています．歯質の削除量を最小限に留めることができるのが魅力です．歯面処理材とボンディング材を混合することにより，1 液性になっている製品もあります

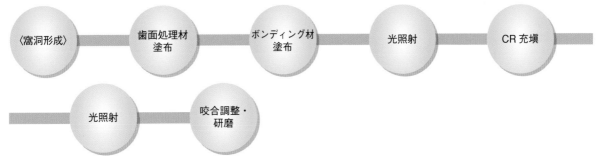

・歯髄覆罩……歯髄への刺激を遮断するという考え方と，弱く持続的な刺激により第二象牙質の形成を促すという考え方があります．シール (辺縁封鎖) を第一に考えるなら歯髄覆罩なしで CR 充塡を行うこともあります

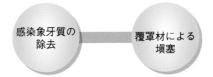

＊ (　) …必要に応じて行うもの，〈 　 〉…前の治療内容

Chapter3 歯科治療のアシスタントワーク
2. 治療の種類・流れ・必要な器材

49

・根管治療……歯髄の失活は将来の歯根破折や根尖性歯周炎につながることがあるため避けたいのですが，残念ながらいまのところ行うことが少なくないのが現状です

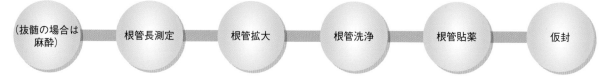

・根管充塡……数十年にわたりユージノール系のシーラーを用いた根管充塡が主流ですが，よりシールを確実にするためにレジン系のシーラー（レジン系根管充塡材）を用いる流れもあります

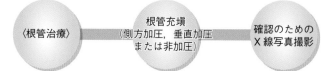

・歯冠修復物（歯冠補綴物）の装着……装着に接着性レジンセメントを使用すると，強く接着するのみならず，生成された樹脂含浸層（樹脂含浸象牙質，p.106 参照）により歯髄を保護することができます

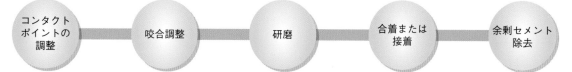

・有床義歯の印象採得……個人トレーを用いて筋圧形成を行います．残存歯の状態等の諸事情により，既製トレーとアルジネート印象材を用いる症例もあります

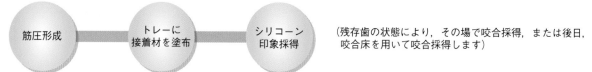

（残存歯の状態により，その場で咬合採得，または後日，咬合床を用いて咬合採得します）

・有床義歯の装着……多量のレジン切削片が生じる可能性があります．患者さん，歯科医師，アシスタント，そして室内への汚染が最小限になるようにしましょう

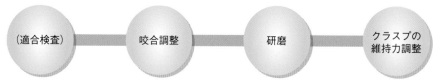

・象牙質知覚過敏症への処置……知覚過敏抑制材は数種類の作用機序に分類され，製品数も多いのが現状です．これはどの症例にも有効な，決定的な製品はないからだと考えてもよいでしょう

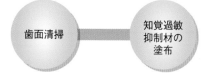

・歯周治療……歯科衛生士がもっとも活躍しやすい分野です. 図にしてしまうと簡単ですが, 非常に奥が深い分野で, 治療にもバリエーションがあります

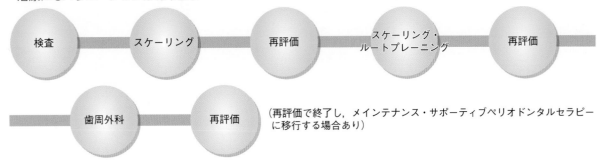

（再評価で終了し, メインテナンス・サポーティブペリオドンタルセラピー に移行する場合あり）

・動揺歯の固定……スーパーボンドのような, 硬化体が弾性を有する接着材を用いて動揺歯を固定します. この手法がなかったら多くの歯が失われていたでしょう

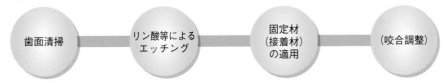

・外科処置……一般の診療室で行われる外科処置の代表的なものは, 「埋伏智歯の抜歯」, 「インプラント体の埋入」, 「歯肉剥離掻爬術」の3つでしょう. 以下, 「外科処置時のアシスタントワーク」の項目（p.80〜）を参照してください

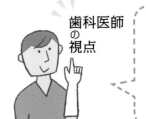

歯科医師
の
視点

歯科医師がアシスタントに望むことは「治療の先を読んでくれること」です. 日々歯科医師の臨床を見ていると「これなら免許さえあれば私にもできるのに」と思うことがありませんか？ そのとおりで, 自分が診療をしているつもりになれば, 次にどの処置を行うのかがわかるはずです. 複数の歯科医師がいる医院の場合にはたいへんかもしれませんが, 各術者の治療パターン（癖を含む）を把握するように努めてください.

臨床上の
ポイント

あわてず急ぐ

　治療の時間が短くなれば, その分患者さんの負担は軽減します. また, セメント, 印象材など時間によって変化する材料も多くあります. 歯科診療では時間に追われることが多いのですが, あわてると決してよい結果は生まれません. つねに冷静に, 歯科診療は「あわてず急ぐ」が原則です.

CR充填用歯面処理材とボンディング材の使用法

歯面処理材の使用法は製品によって異なります．表に代表的な歯面処理材とボンディング材の使用法を示しますが，それ以外の製品の場合も必ず取扱説明書を参考にしてください．

プライマーとボンディング材が1つになった1液性の製品(例：表-③)のなかには，スコッチボンドユニバーサル アドヒーシブ(3M ESPE)のように，遮光下であれば30分間使用できるとしている製品もありますが，一般的には使用直前にボトルから採取し，すみやかに使用するのが原則です．

プライマーとボンディング材が分かれた2液性のシステム(例：表-①)ではどうでしょう．光重合型のボンディング材は診療室の照明に一度曝されると，遮光下でも長時間の間に緩やかに重合が進みます(図2)．長時間放置したボンディング材は，見た目には流動性があっても重合(硬化)が進んでいますので，本来の性能を発揮できません(分子量が大きくなってしまうと象牙質に含浸しづらくなります)．怖いのはその結果はすぐにではなく，数年後に脱離，二次齲蝕，歯髄炎という形で口腔内に現れることです．ゆえに，プライマーとボンディング材が分かれた製品も長時間放置してはいけません．

表　代表的な歯面処理材とボンディング材

歯面処理材・ボンディング材名	使用方法
①クリアフィル メガボンド2(クラレノリタケデンタル)	プライマー塗布20秒後に弱〜中圧のマイルドなエアで確実に乾燥．ボンド(ボンディング材)塗布後，マイルドなエアで均一にならし，光照射器にて3〜10秒間光照射(照射時間は照射器の出力による)
②クリアフィル フォトボンド ボンディングエイジェント(クラレノリタケデンタル)	2液を等量混和して塗布後，弱圧エアにて揮発成分除去(充填用CRが2mmを越える場合は充填前に光照射器にて10秒間光照射)(これのみ単なるボンディング材)
③G-プレミオ ボンド(ジーシー)	塗布0〜10秒後，バキュームで吸引しながら強圧エアで5秒間乾燥し，5〜10秒間光照射

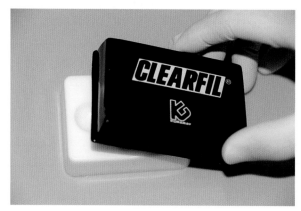

図2　光重合型のボンディング材は，一度重合を開始すれば，遮光下でも緩やかに重合が進行する

さらに➚
STEP
UP!

取扱説明書を読み，さらに勉強してアシスタントワークを楽しもう

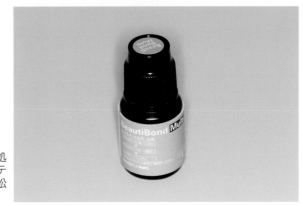

図3 1液性歯面処理材であるビューティボンド マルチ（松風）

日常的に用いている材料であっても，思い込みによって間違った使用法で用いていることがあるので，初心に帰り，取扱説明書を読みましょう．また使用法が正しい場合でも，なぜそのように使うのかがわかるとアシスタントワークが楽しくなります．

たとえば，表に示したCR充填用の歯面処理材の他にも1液性の製品がありますが，「ビューティボンド マルチ」（図3，松風）は歯面に指定時間塗布した後に，まずマイルドなエアブローを数秒間行います．その後に強圧でエアブローしてから光照射します．なぜでしょう？

表-①に示す2液性の「クリアフィル メガボンド」では，プライマーは水溶性で，ボンディング材は油性です．これを1液性の製品にし

ようと思っても水と油ですから混ざりませんが，有機溶媒（アセトンやエタノール）になら両方とも溶かすことができます．市販の1液性の製品は，有機溶媒に両者を溶かし，水で希釈したものです．前述のビューティボンド マルチもこのようにして作られています．

これを歯面に塗布するとプライマー成分が歯質に作用します．そしてマイルドなエアをかけると，水と油の仲介役である有機溶媒が揮発しますので，水とボンディング材が分離します．その後に強圧のエアブローにより不要な水を吹き飛ばせばボンディング材が残るというわけです．これが2段階のエアを使用するしくみです．マイルドなエアブローのときには有機溶媒を吸引し，しかもマイルドエアを妨げない，すこし離

れた，または口腔外でのバキューム操作が最適です．

以上で，前ページ「これで差がつく」に解説した1液性の製品は「使用直前にボトルから採取し，すみやかに使用する」理由がわかるでしょう．つまり，アセトンなどの有機溶媒がただちに揮発するからです．スコッチボンドユニバーサル アドヒーシブが遮光下なら30分使用できるのは，使用している有機溶媒がエタノールで，アセトンよりかなり揮発性が低いからです．ただし，同様にエタノールを使用していても，光触媒等の違いによりクリアフィル トライエスボンド ND（クラレノリタケデンタル）の使用可能時間は遮光下で7分とやや短いので，各製品の取扱説明書を読むことが大切です．

参考文献

1) 全国歯科衛生士教育協議会監修：最新歯科衛生士教本 歯科診療補助論. 医歯薬出版，2007，43～44.

2) 江澤庸博：新人歯科衛生士・デンタルスタッフ ポケットマニュアル. 医歯薬出版，2012.

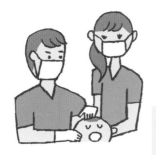

3. ポジショニング・姿勢

東京都杉並区・井荻歯科医院　今野　彩（歯科衛生士）

効率のよい診療を行うために，患者さんの状態，処置の内容，術者の好みや癖などを考慮したポジション・姿勢を設定できるようにしておきましょう．また，誤った姿勢を修正しないと，徐々に身体に不可逆的な不具合をきたす可能性もあります．健康で長く仕事を続けるためには，身体への負担軽減は重要な課題です．

基本の流れ

1 アシスタントのポジショニング

　患者水平位では，術者は8〜12時の位置にポジショニングし，アシスタントは3時の位置に入ることが多くなります（図1）．アシスタントは術者の位置に合わせて，1〜4時の間で適切なポジションをとります．基本的には，術者とアシスタントは患者さんの口腔内を中心として，対面した位置をとることが多くなります．術者

の視野を遮らず，施術しやすく，なおかつ自分の身体に負担がかからない位置をとりましょう．

　また，ポジショニングの際には，位置だけでなく身体の向きも考えましょう．すこし向きを変えるだけで身体が楽になり，視野が広がります．

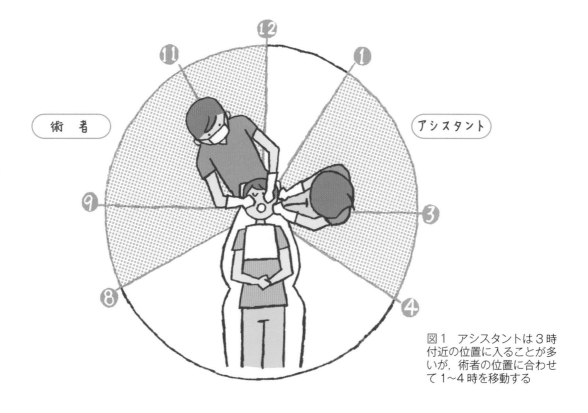

図1　アシスタントは3時付近の位置に入ることが多いが，術者の位置に合わせて1〜4時を移動する

② 座位でアシスタントワークを行う場合の姿勢

お尻が椅子の左右どちらかに偏らず，真ん中にくるようにして深く腰をかけます（図2）．浅く腰をかけると，体幹が不安定になってしまいます．背中をまっすぐ伸ばすことにより，体重が椅子に垂直にかかり安定します．椅子を術者より 10〜15cm 上げ，目線を高くすると，術者より視野が広くなり，全身状態など患者さんの変化も把握しやすくなります．

両足のかかとは床につけるか，届かない場合には椅子の脚やリングにかけます．かかとが浮いているとバランスが片側に偏り，上半身に負担がかかりやすくなります．両足を床につける場合には，フットコントローラーへの接触によるユニットの誤作動に注意します．

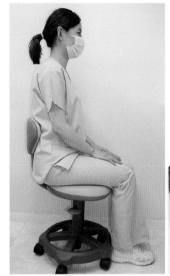
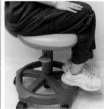

図2　座位でアシスタントワークを行う場合の姿勢
足が床に届かない，またはフットコントローラーへの接触を避ける場合には，足をリングに乗せる

③ 立位でのアシスタントワーク

立位でのアシスタントワークも基本は同じです．前傾姿勢にならないように，背筋をまっすぐにして立ちましょう．身体を傾斜させてしまうと腰の筋に負担がかかり，重心も片足にかかりやすく不安定になりがちです（図3）．また立位の場合は，覗き込むような姿勢をとると，ライトを頭で遮ってしまうことも多いので気をつけましょう（図4）．

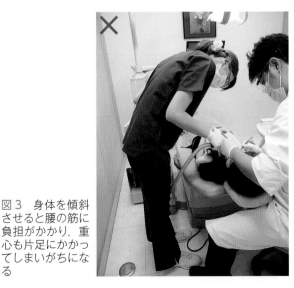

図3　身体を傾斜させると腰の筋に負担がかかり，重心も片足にかかってしまいがちになる

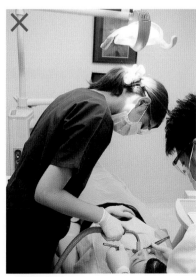

図4　立位でのアシスタントワーク時には，覗き込むことによりライトを遮りやすくなる

自分の「ニュートラルポジション」を知ろう！

診療中に患者さんの口腔内を見るために覗き込むような前傾姿勢になってしまったり（図5），術者に身体が触れないように，腰をひねるような姿勢になってしまうことも少なからずあります（図6）.

まずは，自分の姿勢が正しくない状態にあることに気づけるようになりましょう．診療中や診療後に肩や腰，首などに痛みが出るということは，身体に負担のかかる姿勢でアシスタントワークを行っていると考えて反省しましょう.

無理な姿勢をとらざるをえない場合も，ずっと負担がかかる姿勢を続けるのではなく，可能な限り「ニュートラルポジション」に戻るように意識することで負担が軽減されます.

「ニュートラルポジション」とは，身体に負担のかからないもっとも理想的な姿勢のことで（図7）．このニュートラルポジションは個々の体格，患者さんや術者の位置によって変化します．ニュートラルポジションをとること，ニュートラルポジションから外れた場合は元に戻ることの大切さを認識し，基本の姿勢を押さえておくと，さまざまな場面や自分が術者となったときにも応用することができます.

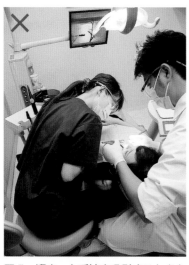

図5　溜まった唾液を吸引するときなどに，患者さんの口腔内を覗き込む苦しい姿勢になりやすい

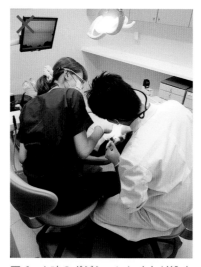

図6　1時のポジションにまわり込んだ術者を避けるため無理な姿勢になりやすい

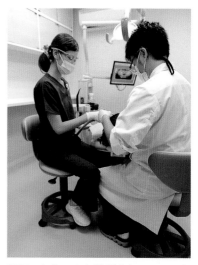

図7　身体への負担が少ないニュートラルポジションを心がける

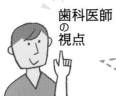

歯科医師の視点

「仕事のために自分のすべてを犠牲にして……」という古い日本的な価値観は推奨しません．社会人は自分で自分の健康を管理する必要があります．あなたの代わりはいませんから，身体を壊すと他の人に迷惑がかかってしまいます．身体を酷使するのではなく，仕事の内容で頑張ってくれるのは大歓迎です.

参考文献

1）小川鑛一，佐々木妙子：歯科衛生士が安定した姿勢で処置を行うために．デンタルハイジーン，**32**（4）：424〜426，2012.
2）小森朋栄，高野舞弥：こんな姿勢をしていませんか？．デンタルハイジーン，**29**（12）：1278〜1279，2009.
3）全国歯科衛生士教育協議会監修：最新歯科衛生士教本　歯科診療補助論．医歯薬出版，2007，41〜43.
4）中村映子：診療補助の基本．歯科衛生士，**33**（2）：29，2009.
5）五嶋友絵：適切なポジショニングと縫合アシスト時の問題点．歯科衛生士，**35**（11）：63〜65，2011.

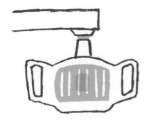

4. ライティング

東京都杉並区・井荻歯科医院　白鳥綾子 (歯科衛生士)

術者と患者さんが適切なポジションについた時点で，術者が施術部位を十分に明視でき，しかも患者さんが眩しくないように配慮してライティングを行いましょう．

基本の流れ

ライトの位置

患者さんから 60〜80 cm の距離で，術者が手を軽く伸ばした際，ハンドルを触れられる位置が基本です．患者座位では 40〜50 cm の位置です．施術部位が上顎の場合はやや胸寄りから (図 1)，下顎の場合ほぼ真上から (図 2) 照らします．照射角度は，右側，左側，患者さんの頭の左右方向の角度などに合わせて臨機応変に調整します．

ミラーテクニックで診療を行う場合は，ミラーにライトを当てるのが原則です (図 3)．

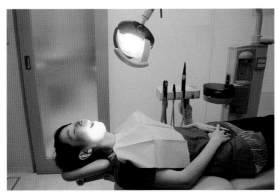

図1　上顎のライティングはやや胸寄りの位置から行うのが原則

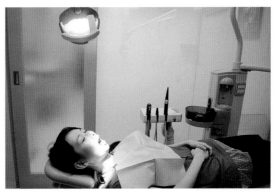

図2　下顎のライティングはほぼ真上から行うのが原則

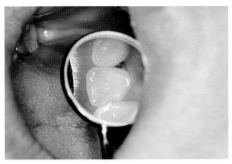

図3　ミラーテクニックで診療を行う場合はミラーにライトを当てるのが原則

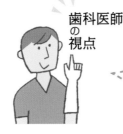

歯科医師の視点

ライトの位置が低いと術者が頭をぶつけやすく，治療の妨げになるので気をつけましょう．診療中でもある程度の時間使用しないときはライトを消すのが原則ですが，頻繁な ON，OFF はライトの球切れを早め，経営上マイナスになりますので注意してください．

ライティングをうまく行うためのポイント

以下のポイントを押えて，ライティングを行いましょう．

・ライトを術者の視線のほうから照射すると，施術部位を明視しやすくなります（図4）

・上顎の施術時は患者さんが眩しくなりやすいので，眩しそうにしているときは説明のうえ，目の上にタオルをかけるなどしてください（図5）

・患者さんのポジションや術者の施術歯面の変化に追従してライトの位置を調整しましょう（図6）

・術者が口腔外で作業するときは，術者の手元を照らしましょう．ただし，金属の研磨時は，光が反射するため，ライトを当てないほうが見やすい場合もあります（図7）

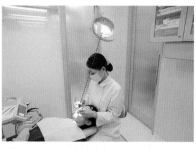
図4　術者の視線のほうから照射すると，施術部位を明視しやすくなる

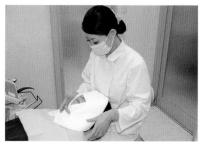
図5　患者さんが眩しそうにしているときには，説明したうえでタオルをかける

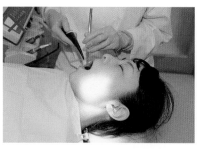
図6　下顎右側を明視するために，患者さんの頭を右に傾けてもらったのに，ライトが追従できていない

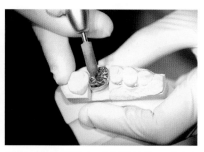
図7　研磨が進んで金属が光ってくると，強いライト下では表面性状を確認しにくくなる

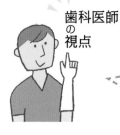
歯科医師
の
視点

金属は，研磨時にはライトを使用し，その後，ライトからすこし外して傷がないかを確認する，という使い方をします．意識的にライトから金属を外しているのに，これにライトを合わせてしまうアシスタントがいます．「金属を10cm動かしたからライトを合わせ直せ！」などという嫌がらせではないのですよ．

これで差がつく　いろいろ試してみよう ～透過光を利用するテクニック

　基本を理解したうえで，スタッフ同士，もしくは自分が術者になったときに，ライティングの方法をいろいろ試してみてください．たとえば，下顎舌側隣接面のスケーリングをミラーテクニックで行うとき，ミラーにライトを当てるのではなく，歯の唇側にライトを当てて，唇側からの透過光で見たほうが取り残した歯石が目立つ，といったケースもあります．

参考文献
1）全国歯科衛生士教育協議会監修：最新歯科衛生士教本　歯科診療補助論. 医歯薬出版, 2007, 43～44.
2）小林明子：別冊　歯科衛生士／はじめてチェアサイドに立つときに役だつ 歯周治療 独習ノート. クインテッセンス出版, 東京, 2010, 38～39.

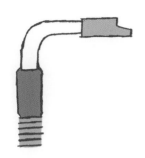

5. バキュームテクニック

東京都杉並区・井荻歯科医院　三好杏奈(歯科衛生士)

> バキュームによる確実な唾液，水などの吸引，粘膜の圧排は，歯科治療をスムーズに行うためには不可欠です．患者さんに不快感を与えることのない，口腔内や治療部位に合わせた適切なバキュームテクニックを身につけましょう．

基本の流れ

1 バキューム操作の目的

バキューム操作の目的を表に示します．これらの目的を果たすためには，バキュームチップ(先端のシリコーンゴム部)を効率よく動かし，ときにはミラーや手指を使い，患者さんには必要な声かけを行います．頬の緊張が強かったり，開口量が少なかったりと患者さんによって状況が異なりますが，そのときどきで一番安全で効果的な吸引を行えるよう臨機応変に対応しましょう．

表　バキューム操作の目的

・切削粉塵，水，唾液，血液などを吸引する
・頬粘膜，口唇，舌の圧排と保護を行う
・術者が施術しやすいよう視野とコントロールスペースを確保する
・レーザーや電気メス使用時などの臭気を吸引する

2 口腔内の特徴を知ろう

粘膜が薄く，当たると痛い部位
チップだけで吸引と口唇の排除を行うのではなく，もう一方の手でも口唇の排除を行いましょう

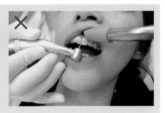

バキュームが入りにくい部位

水が溜まりやすい部位
臼後三角部*周囲は吸い残しやすいのですが，患者さんの顔をアシスタント側へ傾けてもらうと，吸いやすくなります

粘膜を吸いやすい部位

水が溜まりやすい部位
粘膜を吸いやすい部位

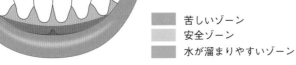

■ 苦しいゾーン
■ 安全ゾーン
■ 水が溜まりやすいゾーン

図1　バキューム操作時の口腔内の特徴

*臼後三角
下顎骨の最後臼歯後方において，下顎枝の内面に続く傾斜した頂点を後方にとった小さな三角形の骨面

③ バキュームの型

標準型のバキュームには，曲型と直型のものがあります（図2）．臨床の場では曲型が用いられることがほとんどですが[2]，使いやすければ直型を用いてもよいでしょう．

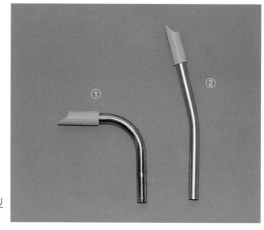

図2 バキュームの形
標準型バキュームの曲型
（①）と直型（②）

④ バキュームの把持の仕方

バキュームを用いて頰粘膜を牽引，または排除するためには力が必要なため，臨床では多くの場合パームグリップで把持します[2]（図3-①～③）．

患者さんの頰の緊張や舌圧が強く，しっかりと固定したい場合は，両手でバキュームを支えることもあります（図4）．ただし，患者さんにかかる力が強く入りすぎないように注意しましょう．

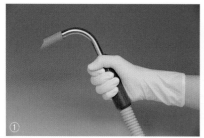
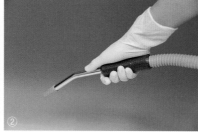
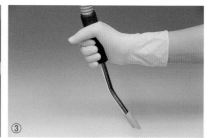

図3 パームグリップ（①，②）と逆パームグリップ（③）

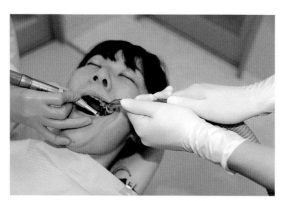

図4 頰の緊張や舌圧が強く，しっかり固定したい場合は両手でバキュームを把持する

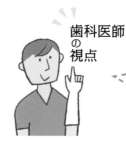

歯科医師の視点

歯科医師はタービンを持ってミラーを持てば，もう他には何も持てません．切削中の歯に舌が接近するような患者さんでは，確実な圧排をお願いします．安全を確保するためなら，説明したうえで，患者さんに多少の不快感を与えるような圧排もやむを得ないでしょう．

⑤ 適切な吸引のためにバキュームチップの向きを調節しよう

　頰側を吸引する際，チップの開口部を歯面側へ向けるようにすると，頰粘膜を吸いにくくなります．バキューム全体を無理に回転させるのではなく，チップのみを回転させて向きを変えましょう．チップの接続部分を濡らして接続すると回転しやすくなります（図5）．この際，バキュームチップの先端を不潔にしないよう注意しましょう．

⑥ 排唾管

　バキュームと比較すると排唾管は吸引力が弱く，口角にかけて使用するため吸引部位が限定されており，装着感もよくないため一般的には多用されることはありません．しかし，常時吸引が可能で，音も静かなので，長時間の根管治療時，ラバーダム装着時，また術者一人で診療するときなどには便利です．

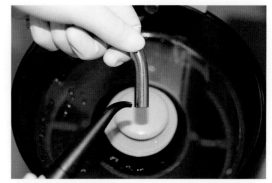

図5　チップの接続部分を濡らしてから接続すると，チップを回転させやすくなる

臨床上のポイント　① 粘膜を吸ってしまうときの対応

　バキュームテクニックの基本を押さえていても，患者さんによっては頰の緊張が強い場合や，粘膜や舌が邪魔して思うように吸引できない場合があります．吸引時，粘膜を吸ってしまうと水を吸えなくなるだけではなく，患者さんに不快感を与えてしまいます．

ケース1　下顎右側臼歯部の吸引

　図6は，下顎右側臼歯部の吸引時，舌の側面に入れたバキュームが舌下粘膜を吸引しています．

ポイント：チップの開口部を調整しよう

　バキュームチップの開口部をすこしだけ上に向けてみましょう（図7）．上に向けすぎると，今度は舌を吸引してしまうので（図8），すこしだけ動かすことがポイントです．他の部位で粘膜を吸ってしまうところも，同様に調節してみてください．

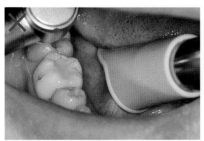

図6　舌側に入れたバキュームが舌下粘膜を吸引してしまうことがある

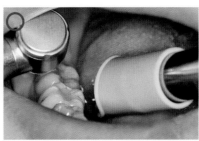

図7　バキュームチップ開口部をやや上方に向けると舌下粘膜を吸いにくい

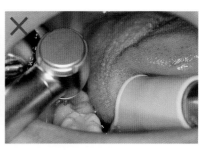

図8　開口部を上に向けすぎると今度は舌を吸ってしまう

ケース2 下顎右側臼歯部に遊離端欠損がある場合

下顎右側臼歯部に遊離端義歯を使用している高齢者の場合，義歯を外して治療する際には欠損部付近にバキュームを置くと頬粘膜を吸引してしまいがちです（図9）.

ポイント：左手も活用しよう

バキュームを持っていないほうの手で頬粘膜を牽引しましょう（図10）. ただし，場合によっては歯科医師の治療の妨げになることがあるので確認しましょう.

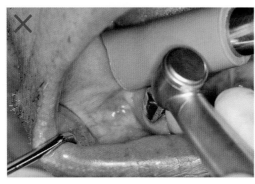
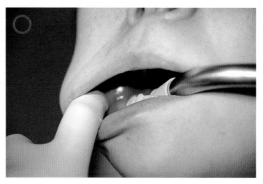

図9 下顎右側臼歯部に数本の遊離端欠損があると，欠損部に置いたバキュームが頬粘膜を吸引しやすい

図10 バキュームを持っていないほうの手で頬粘膜を牽引すると頬粘膜を吸いにくい

臨床上のポイント **② バキュームがタービンに触れる，バキュームが入らないときの対応**

ケース3 左側の吸引時，バキュームがタービンに触れてしまう，バキュームが入らない

患者さんの開口量が少ない場合や，頬や舌の緊張が強い場合，バキュームを挿入するスペースが少なくなります（図11）. 無理にバキュームを挿入して，切削中のタービンに触れてしまうとたいへん危険です.

ポイント1

バキュームが入らないときは，無理のない位置または口腔外で飛沫を吸引するに留め，水はある程度口腔内で溜めておいてもらいましょう. そしてタイミングをみて口腔内の吸引を行います. このとき鼻呼吸ができることをあらかじめ確認しておきます. 「すぐ吸い取りますので，お水を溜めておいてくださいね」などの声かけも同時に行いましょう.

ポイント2

歯科医師がミラーテクニックを用いて ⟨7⟩ の遠心などの治療を行っている際には，下顎にバキュームを置きましょう（図12）. また，左側小臼歯部付近の切削時は頬へ水がたれやすいので，患者さんに許可を得てから顔にタオルをかけます（図13）.

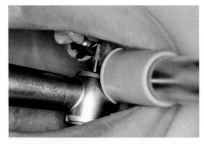
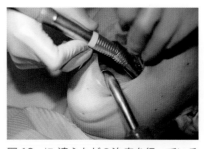
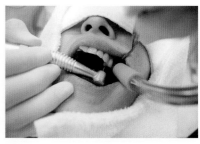

図11 開口量が少ない場合や，頬や舌の緊張が強い場合，バキュームがタービンに接触して危険

図12 ⟨7⟩ 遠心などの治療を行っている際には，下顎にバキュームを置く

図13 左側小臼歯部付近の切削時は，頬へ水がたれやすいので顔にタオルをかける

③ 口腔内に水が溜まって苦しそうな場合の対応

バキュームチップは歯面側へ向けましょう.

バキュームが歯列と平行に挿入されていないと，吸い残しが多くなります（図14）．バキュームを歯列に沿って深めに挿入し，チップで頬を開くようにしましょう（図15）．患者さんの顔をすこしアシスタント側へ傾けてもらうと，臼後三角部での吸引がしやすくなり，吸い残しが少なくなります.

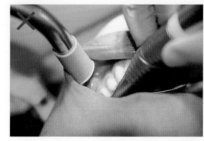
図14　バキュームが歯列と平行に挿入されていないと吸い残しが多くなり，さらにバキュームが頬から滑脱しやすい

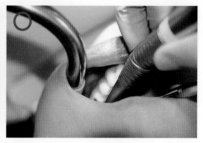
図15　バキュームを歯列に沿って（歯列と平行に）深めに挿入し，チップで頬を開く

 ④ 舌圧が大きくバキュームが押されてしまう場合の対応

舌圧が大きくバキュームが押されてしまう場合（図16，17）は，ミラーで舌を排除し，バキュームは空いたところに入れましょう（図18）．このとき，舌はあまり強く圧排せず，できれば脇に添えるくらいの力加減にしましょう．ミラーをあまり奥へ入れすぎたり，強く圧排しすぎたりすると嘔吐反射を起こす可能性もあります.

患者さんが舌の力を抜いた瞬間にミラーによる圧排の力も抜くと，患者さんには「あっ，これでいいんだ」と，舌の制御法に気づいてもらえることがあります.

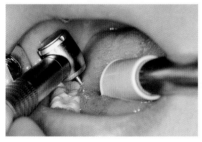
図16　舌圧が大きいとバキュームが押され，舌の上に乗ってしまう

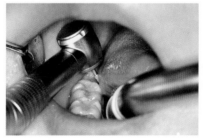
図17　舌圧が大きいとバキュームの上に舌が乗るケースもある

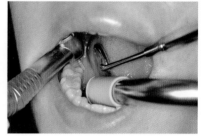
図18　ミラーで舌を圧排し，空いたスペースにバキュームを入れる

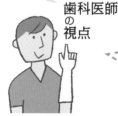
歯科医師の視点

歯科医師の左目と処置歯を結んだ線上にバキュームが入らないようにしてください．右目だけでは口腔内が立体的に見えません.

参考文献
1）全国歯科衛生士教育協議会監修：最新歯科衛生士教本　歯科診療補助論．医歯薬出版，2007.
2）中野恵美子，中村和美，山本智美ほか：歯科診療補助における口腔内バキューム操作の現状と課題．日本歯科衛生学会雑誌，6（1）：172～172，2011.
3）小森朋栄，吉田直美：痛くない＆不快じゃない　アシスタントワークの基本．デンタルハイジーン，32（11）：1123～1137，2012.
4）深町厚子：第2回　困難なケースへの対応．歯科衛生士，36（11）：36～40，2012.

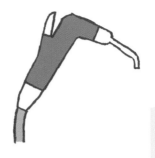

6. スリーウェイシリンジ

東京都杉並区・井荻歯科医院　三好杏奈（歯科衛生士）

スリーウェイシリンジは，口腔内では切削粉を洗い流したり，歯やミラーなどを乾燥させたりすることにより施術部位を明瞭に保ちます．口腔外では削片を吹き飛ばしたり，金属を冷却したりします．目的によって，「エア」「注水」「スプレー」を使い分けます．

基本の流れ

1 持ち方
親指の腹をレバーの先端に当てます（図1）．

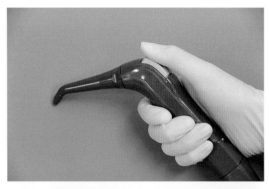

図1　スリーウェイシリンジの持ち方

2 スリーウェイシリンジが活躍する場面
・口腔外で歯科技工物を調整するとき（図2）
・歯科医師がミラーテクニックで切削するとき
・水の供給機能がないエンジンで歯を切削するとき
・歯科医師に注水を指示されたとき

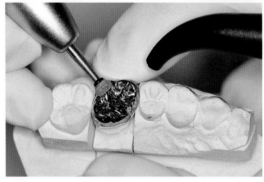

図2　エアで金属を冷却すると同時に，切削粉を吹き飛ばす

3 スリーウェイシリンジの滅菌方法
スリーウェイシリンジのノズル部分は滅菌することができます．スリーウェイシリンジを清潔に保つことは交叉感染の防止につながります．ノズルをシリンジ本体から取り外し（図3），135℃以下で滅菌します．

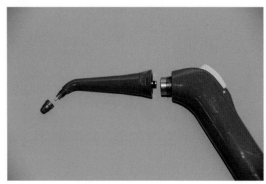

図3　ノズルを本体から取り外して滅菌する

臨床上のポイント ① 口腔外で技工物を調整するときの注意

技工物の調整（切削）時は，エアをかけて切削片を飛ばします．シリンジの向きを考え，患者さんのほうに切削片が飛ばないように配慮しましょう（図4，5）．

また，シリンジを近づけすぎて，エンジンや技工物にぶつからないようにしましょう．

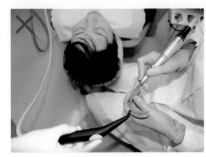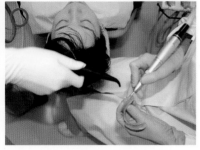

図4　シリンジが患者さんの方向に向いているため，切削片が患者さんに飛んでしまう

図5　切削片は患者さんがいない方向に飛ばす．カルテなどの上にも飛ばないように注意したい

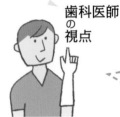

歯科医師の視点

レジンの削片を，エアにより歯科医師の袖口から白衣の下に押し込むのもやめてくださいね．

臨床上のポイント ② レジン切削時のポイント

テンポラリークラウンなどは切削粉により把持しにくくなるため，削片はしっかり飛ばしましょう．

有床義歯では大量の切削片が発生することがありますので，患者さんに切削片がつかないよう，より注意が必要です．

切削後は，切削片が床に落ちるとすべりやすくなるため，患者さんに見えないように注意して，ほうきなどで切削片を集めましょう．

レジンを大量に削除する症例では，口腔外バキュームを用いたほうが便利な場合もあります（図6）．

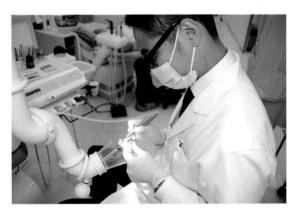

図6　大量の切削片が発生する場合には，口腔外バキュームを用いるとよい

③ 金属調整時のポイント

金属を切削するときは摩擦熱でとても熱くなります．近距離から集中して，シリンジを動かさないようにしてエアを当てましょう（図7）.

インレーやクラウン調整の場合，エアによりそれらを飛ばしてしまうことがあります．歯科医師が，インレーが歯型から飛ばないように押さえているのか，それとも切削部位や研磨程度の確認のために指を離しているのかを確認しましょう（図8）.指を離しているときに強圧のエアをかけると，当然インレーが飛んでしまいます．

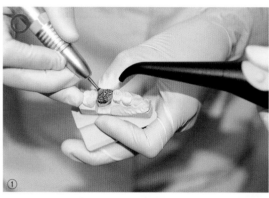
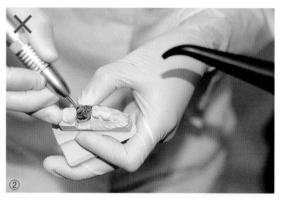

図7　金属には①のように，近距離から集中してエアを当てる．②はエアを遠くから当てているため冷却効果が低い

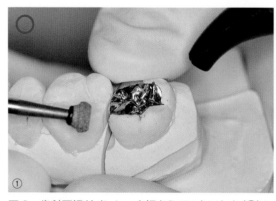
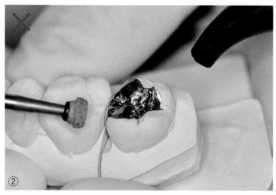

図8　歯科医師がインレーを押さえていないとき（②）にエアをかけると，インレーが飛んでしまう

歯科医師
の
視点

もしインレーが飛んだら，慌てずに目で追って落下地点を確認してください．歯科医師にはそのような習慣が身についていますが，二人で追ったほうが確実です．患者さんの前でインレーを探すような失態は避けなければいけません．みつけたら患者さんに気づかれないように黙って拾い，消毒してください．

これで差がつく ① 歯科医師がミラーテクニックで切削するときのポイント

歯科医師がミラーに映った像を見ながら切削しているときには，切削粉や水滴がミラーについて処置部が見えなくなるのを防ぐため，エア，注水，スプレーにより飛ばします（図9）．呼気などによりミラーがくもった場合もエアをかけクリアにします（図10）．ミラーにシリンジの先端が映ってしまうと，治療の妨げになるので注意しましょう．

使用目的により適切なエアの強さは異なります．微調整がやや難しいシリンジもありますが，手の甲にエアを当て，思いどおりの強さで使えるように練習しましょう（図11）．

スプレーは強力な洗浄力が必要なときに使いますが，ミラーや歯をスプレー洗浄すると飛沫が口腔外に飛びやすく，急に噴霧すると患者さんが驚きますので，事前に一声かけたほうがよいでしょう．

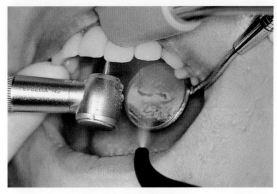

図9　歯科医師がミラーテクニックで切削するときには，ミラーについた水滴や切削粉を除去するためにエア，注水，スプレーを用いる

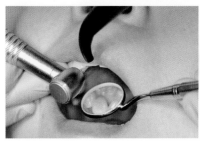

図10　ミラーがくもった場合はエアでクリアにする

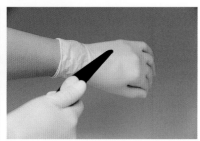

図11　ねらいどおりの強さのエアを出せるように練習しよう

これで差がつく ② 注水時のポイント

水の供給機能がないエンジンで歯を切削するときは，発熱や削片の飛散防止のために，スリーウェイシリンジによる注水を行いましょう．

エンジンに注水機能があっても水が出すぎて周囲にはねる，視界が悪くなる，必要な場所に水が到達しにくい，水を間欠的（断続的）に出したいなどの場合には，アシスタントが注水するケースがあります（図12）．

暗黙の了解ができていないのなら，注水時は患者さんや術者に声をかけましょう．患歯が複雑な形態の場合は，注水した水が予想外の方向にはねることがあるので注意が必要です．

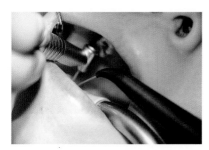

図12　注水機能を有するエンジンでも，水量を調整しにくい場合などにはシリンジによる注水が便利なことがある

参考文献

1) 全国歯科衛生士教育協議会監修：最新歯科衛生士教本　歯科診療補助論．医歯薬出版，2007.
2) 小森朋栄，吉田直美：痛くない&不快じゃない アシスタントワークの基本．デンタルハイジーン，**32**(11)：1123〜1137，2012.
3) 深町厚子：困難なケースへの対応．歯科衛生士，**36**(11)：36〜40，2012.

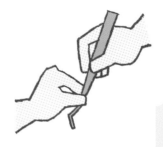

7. 器具の受け渡し

東京都杉並区・井荻歯科医院　岩間さおり（歯科衛生士）

器具の受け渡しの優劣は診療効率に著しく影響し，またスムーズでないと術者，アシスタント双方のストレスの原因にもなります．術者が治療を行いやすいようにするためには，どう渡せば受け取りやすく，その後の作業がしやすいかを即座に考え，的確に受け渡しできるようになりましょう．

基本の流れ

① 受け渡し方法

　診療にはさまざまな器具が使用されますが，形態や使用法を考えて術者が持ちやすく，使いやすくなるように渡しましょう（図1）．

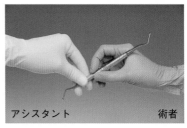

アシスタント　　　　　　術者

①術者がペングリップで持つことができる鋭匙の渡し方

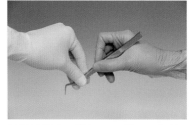

②術者がペングリップで持つことができるピンセットの渡し方

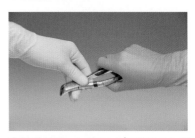

③術者がパームグリップで持つことができる抜歯鉗子の渡し方

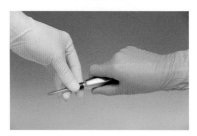

④術者がパームグリップで持つことができるヘーベルの渡し方

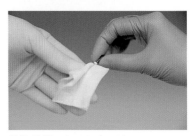

⑤術者がつまみやすいリーマー，ファイル類の渡し方

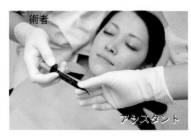

術者

アシスタント

⑥フロアブルコンポジットレジンのシリンジの渡し方

② 受け渡しの注意点

①必要な器具を間違いなく，タイミングよく渡す

②器具は迅速かつ正確に受け渡す

③持ちかえることなく使用できる状態で渡す

④受け渡しの方法はできるだけ一定にする

⑤手渡しできたことを確認する

⑥事故につながらないように，患者さんの頭部顔面上での受け渡しは避ける

⑦器具の，汚染してはいけない部分には触れないで手渡す

図1　器具の受け渡し方法

① 事前にシミュレーションを

 臨床上の
ポイント

器具を渡すタイミングはとても重要です. タイミングが早すぎても, 遅すぎても治療に影響が出てしまいます. まず, 治療の内容, 治療の流れ, 必要な器材を確実に覚えて, 頭のなかで一歩先のことまで考えられるよう, シミュレーションしてみましょう.

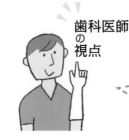

歯科医師
の
視点

難しい部位の充塡で CR の付形に時間がかかりそうなのに, あまりにも早くから光照射器を持って待っていられるとストレスを感じます. 照射器を置いて, 空いた手でくもったミラーにエアをかけ, バキュームをしてほしいのです. 付形に時間がかかる充塡なのか, すぐ照射できる充塡なのか見極めてください.

② 受け渡しの位置

臨床上の
ポイント

患者さんの頭部顔面上で手渡しすると, 落下時に事故につながる危険性がありますし, 患者さんにも恐怖感や不快感を与えてしまいます (図2, 3).

小児の治療や外科治療では患者さんに無用な恐怖心を与えないように, なるべく患者さんの視界の外で器具の受け渡しをしましょう. 特に, 小児には CR のシリンジであっても注射筒と誤解するので見せてはいけません (p.77 参照).

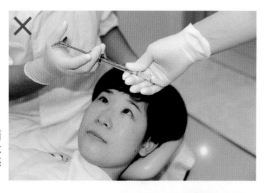

図2　患者さんの頭部顔面上で器具を手渡しすると危険なうえ, 恐怖感や不快感を惹起させる

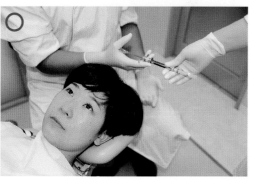

図3　器具は頭部を外した位置で受け渡す. できれば患者さんの身体の上も避けたい

③ 渡すときの力加減

臨床上の
ポイント

渡すときの力加減は強すぎても弱すぎてもよくありません. テレビドラマの手術シーンのように勢いよく渡すのは不自然ですし, 弱すぎれば落下の原因になります. 普通が一番です. 心配なら, 同僚と受け渡しの練習をしてみるのもよいかもしれません.

これで差がつく 患歯の位置・器具の使用方向を考える

　術者が器具を持ちかえることなく使用できる状態で渡すために，患歯の位置（上顎，下顎，右側，左側）と器具使用部位（咬合面，舌側面など）を把握しましょう（図4，5）.

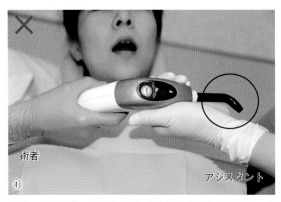
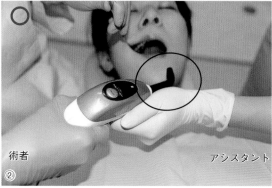

図4　3|舌側にガンタイプの照射器で照射する場合，①のままでは照射できない，②のようにして渡せば術者はそのまま照射できる

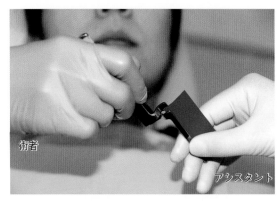

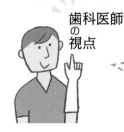

図5　右側の咬合を調べるときは，このように渡せばそのまま使用できる

歯科医師の視点

CR充塡時には照射部位を考えて光照射器を渡してくれると，治療がスムーズに進行します．渡されたままの角度で照射できればアシスタントの評価は高くなります．照射器先端の向きや，渡した角度のまま人差し指や親指で照射スイッチが押せるかもポイントです．

参考文献

1) 全国歯科衛生士教育協議会監修：最新歯科衛生士教本　歯科診療補助論. 医歯薬出版, 2007, 111～116.
2) 浦口昌秀, 遊佐典子, 品田和美ほか編：デンタルハイジーン別冊／
これだけは身につけたい診療室のベーシックワーク. 医歯薬出版, 2004, 30～31.

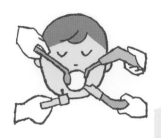

8. フォーハンドテクニック

東京都中央区・住友商事株式会社歯科診療所　島谷和恵（歯科衛生士）

水平診療や高速回転の切削器具の誕生に合わせて，米国の歯科医師ダリル・レイモンド・ビーチ氏が提唱した，歯科診療システムを実践するためのテクニックです．医療安全を支え，患者さんの信頼に応え，術者が余裕をもって診療が行えます．近年は精密な診療が増え，6ハンド以上の場合もあります．

基本の流れ

　フォーハンドテクニックとは，4つの手で治療を行うことを示し，切削器具・吸引器具・ライト・術者の視線が一定方向の狭い入口である "口" へと入ることから，お互いを妨げないよう精密な動作が求められるアシスタントワークです．

①術者が作業しやすいように処置部位により，患者さんの頭部のポジションを決めます．

▼

②バキュームの位置を決め，術者のミラーで視野を広げて，切削器具の挿入方向と術者の視線を決め，それらを妨げないようにライトやバキュームの位置を決めます（図1，2）．切削器具の挿入にバキューム位置が障害になる場合は，排唾管も活用します．

▼

③アシスタントのもう一方の手は，おもにスリーウェイシリンジを使用しますが，バキュームによる粘膜や舌の排除に不足があれば，状況に応じてミラーも併用したり，指で口唇を排除したりします（図3）．

▼

④患者さんの状況や処置内容で，ライトや口腔外バキューム（使用の場合）を微調整しながら診療を行います（図4，5）．

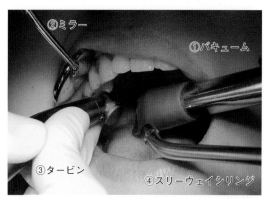

図1　フォーハンドシステムの基本スタイル（右側施術時）
①バキューム，②ミラー，③タービン，④必要時にスリーウェイシリンジ

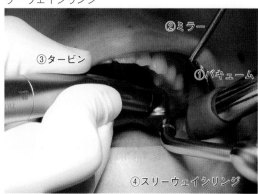

図2　フォーハンドシステムの基本スタイル（左側施術時）

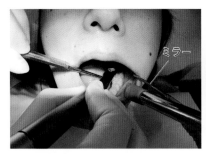

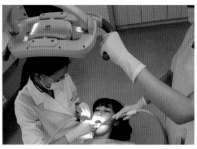

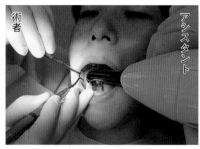

図3　舌が動いたり頬粘膜がやわらかい場合は，アシスタントもミラーを用いて粘膜の圧排を行う

図4　状況に応じて，適切なライティングにより視野を確保し，口腔外バキュームの調整を行う

図5　歯科医師が左手のミラーで頬を圧排し，右手のCR充塡器でストリップスの角度を適正に保っている間に，アシスタントが光照射する．唾液の多い小児など迅速な対応を要するときには，術者の3本目の手として臨機応変に対処する

臨床上のポイント ① トラブル・問題点を把握しよう！

術者が口腔環境や状態に左右されては，正確な診療を行うことはできません．高速で回転する切削機器からの舌や頬粘膜の保護や，インスツルメントからの注水や唾液の吸引をはじめ，さまざまなトラブルを予測し，あらかじめ問題点を排除することが求められます（表）．的確なアシスタントワークが術者のストレスを軽減します．

表　歯科治療に伴う基本的な問題点

問題を引き起こす要因	起こりうる問題点
・唾液の貯留 ・口呼吸（鼻閉塞） ・器具，視線，光のアクセスが一定方向に限られる ・口唇・筋の緊張 ・軟組織の不意の動き ・嘔吐反射	・切削器具の高速回転注水により水が溜まる ・誤飲・誤嚥・窒息 ・術野が狭い・暗い ・ミラーがくもる ・切削機器の接触による舌や頬粘膜の損傷

臨床上のポイント ② 誤嚥や誤飲のリスクが高い患者さんへの対応

水平診療のポジションでは，口峡*閉鎖がしづらい患者さんの場合は，誤嚥や誤飲のリスクが高くなります（図6，7）．口峡の閉鎖不良には多くの場合で口呼吸が伴います．水や削片がすこしでも咽頭に達すると咳込むことがあるので，確実なバキューム，反復した短時間の非注水切削，患者座位による診療などの対応策を考える必要があります．ヘッドレストを調節し，顎を引いた状態にすると閉鎖する場合もあります．さらに，やや横を向かせた際の頬側の空間や舌を避けた口腔底に水を溜め，すみやかに吸引し，直接に咽頭に流れ込まないようにすることも一案です．臼歯部に欠損があり閉鎖不全の場合は，クラスプなどが術野になければ，義歯を装着して処置を行うと舌の位置が安定し，閉鎖しやすくなります．緊張して口呼吸になっている場合は，鼻からの呼吸をゆっくり数回してもらってから処置を行うと，閉鎖しやすくなる場合もあります．

*咽頭の入口で，軟口蓋と舌根に囲まれた部分

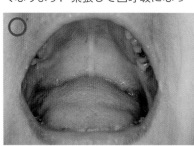

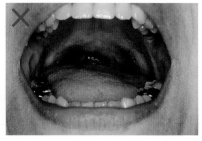

図6　口峡が閉鎖されており，リスクが少ない口腔内

図7　口峡の閉鎖不良により，誤嚥や誤飲のリスクが高い口腔内

これで差がつく 視野を広くもとう！

フォーハンドテクニックでは "ハンド" のみならず，目・耳・口（声）・頭（情報）も術者とアシスタントにより倍になります．安全で効率のよい診療ためには，アシスタントは口腔内に集中しすぎず，全体への配慮が必要です．歯科受診歴，全身疾患，アレルギー，嘔吐反射の有無，口唇や頬粘膜の硬さ，動きなど，患者さんの情報を確認しておきます．

歯科恐怖症があれば器具の使用時に声かけを行ったり，表情や手足の動きを見たりして体調の変化に気づくことができれば（図8），治療内容を変更したり使用器具を替えるなど早めの対応ができます．また，診療前には当日の体調も確認しておきましょう．風邪をひいている，口内炎があるなどでも，診療中にいつもと異なる行動を起こす場合があります．患者さんの処置後の予定も確認しておくと，安心感につながります．

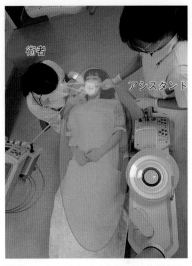

図8　アシスタント（本図では立位）は，術者よりも広い視野をもって診療に臨む必要がある

さらにSTEP UP! 術者の好みを把握しよう

術者が好むポジションや器具，材料，手順を把握しておくと，診療がスムーズになります．しかし，好みのポジションではバキュームの挿入が困難であったり，口腔外バキュームの位置が確保できない等の問題がある場合は，術者と診療の手順や方法を意見交換し，調整を行いましょう（図9）．リスク回避を優先する場合は，アシスタントが無理な姿勢になることがあります．そんなときは，診療終了後にストレッチを行って一日の筋の緊張をほぐしましょう．フォーハンドテクニックは，一人で処置を行うより楽になる部分が多いですが，複数で対応する難しさもあります．慣れ過ぎず，感情に左右されず，お互いへの配慮はつねに必要です．

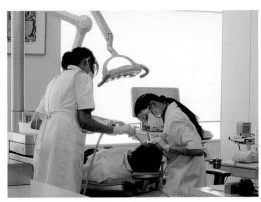

図9　アシスタントワークが困難な場合は，術者と意見交換し調整する

9. ラバーダム防湿

静岡市葵区・遠山歯科医院　遠山佳之（歯科医師）

ラバーダム防湿は，患歯を唾液（細菌）から守り，口唇，頬，舌などを薬品や受傷から守り，さらにリーマーなどの小器具の誤飲・誤嚥を防止するための方法です．特に，小児歯科治療や障害者歯科治療では重要な処置の１つです．

基本の流れ

① ラバーダム防湿に用いる器具

歯科衛生士はラバーダムを用いた診療のアシスタントとなる場合もありますし，シーラントを行う際や，歯科医師から依頼された際には，自分でラバーダムを装着するケースもあります．図１にラバーダム防湿用器具を示します．

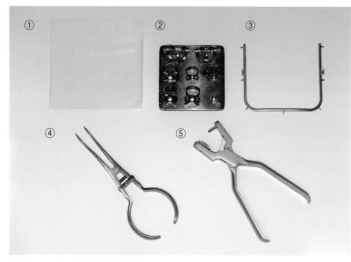

図1　ラバーダム防湿用器具

①ラバーシート (図 1-①)

厚さはライト（シン），ミディアム，ヘビーなどの数種類に分けられます．ライトの反射や患歯の明視を考慮した色調で，ダークグレー，グリーン，ブルーなどが市販されています．装着感の向上のために，バニラ等の香りを付与した製品もあります．

②ラバーダムクランプ (図 1-②)

患歯にラバーダムシートを固定するためのクランプです．患歯の歯種によって使用するクランプを選択します．ラバーダムクランプには有翼型と無翼型があります．

③ラバーダムフレーム (図 1-③)

外側の小突起にラバーシート伸ばしながら引っかけることにより，シートを伸展させた状態に保ちます．

④クランプフォーセップス (図 1-④)

ラバーダムクランプの着脱に用います．アシスタントワークの際には適したタイミングで，術者との間で授受を行います．

⑤ラバーダムパンチ (図 1-⑤)

ラバーシートの穿孔に用います．穴の大きさが選択でき，患歯に合った穴を開けます．

② ラバーダム装着の手順

　図2にラバーダム装着の手順を示します．歯科衛生士が自分で装着する際には，表面麻酔薬使用の可否に疑問を感じるかもしれませんが，日本歯科麻酔学会は歯科衛生士による表面麻酔薬の使用を相対的歯科医行為とし ています．これは抽象的な概念ですが，危険度が低く，十分な知識と経験，歯科医師による指示があれば，歯科衛生士が行える可能性があると考えています．

図2　ラバーダム装着の手順

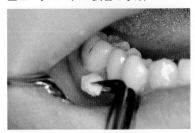

①必要に応じて患歯歯頸部に表面麻酔を施す

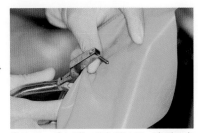

②ラバーダムパンチを用いて，適所に穴を開ける

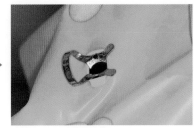

③開けた穴に適正なサイズのラバーダムクランプを装着する

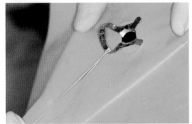

④誤嚥，誤飲事故防止のために，ラバーダムクランプにデンタルフロスを結びつける

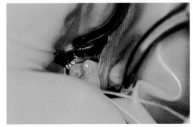

⑤クランプフォーセップスを用いて，ラバーダムクランプを患歯に装着する

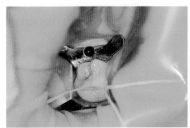

⑥患歯へのラバーダムクランプの装着が終了

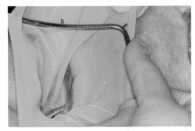

⑦ラバーシートにラバーダムフレームを装着する

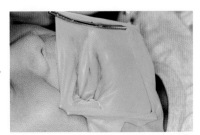

⑧余分なラバーシートは折り返したり，巻き込んだりして処理する

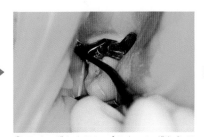

⑨ラバーダムクランプのウィングからラバーシートを外す

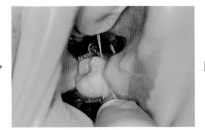

⑩フロスを用いて，隣接面に十分にラバーシートを押し込む

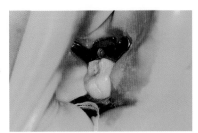

⑪ラバーダムの装着完了

① 歯に適合したラバーダムクランプを選択しよう

図3にラバーダムクランプの種類（一例）を示します. 歯に適合したサイズのクランプを選択できるか否かが, ラバーダム防湿の最大のポイントです.

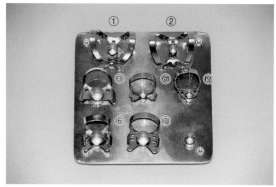

図3　ラバーダムクランプの種類（一例）
①②前歯用
④小臼歯用
⑤小臼歯用（無翼型）
③⑥⑦大臼歯用

② ラバーダム装着の注意点

表にラバーダム装着時および装着中の注意点を示します. ラバーダム防湿下での治療中には適宜ラバーを持ち上げ, 唾液の貯留がないことを確認し, 必要に応じて吸引します. 特に, 小児がラバーダムを装着された状態で嘔吐すると窒息の危険があるので, 装着時および装着中の観察を怠らないことが大切です.

表　ラバーダムの装着時の注意点

- ・必要に応じて歯肉に表面麻酔を行う
- ・歯に合ったサイズのクランプを選択しないと唾液が漏れる
- ・誤嚥, 誤飲事故防止のために, クランプにフロスを結びつける
- ・装着後は隣接面に十分にラバーを押し込み, 隣接面を露出させる
- ・乳歯D, Eの隣接面の処置をする場合にはCも出す
- ・5インチ四方のラバーシートは乳歯, 永久歯前歯, 小臼歯用に用いる
- ・6インチ四方のラバーシートは大臼歯に用いる
- ・ラテックスアレルギーに注意する（ラテックス以外の製品もある）
- ・ラバーダムシートにより鼻呼吸を妨げないようにする
- ・装着後は, 適宜唾液を吸引する
- ・装着時のみでなく, 装着後の嘔吐にも注意する
- ・口唇や口腔内が見えなくなるので, バイタルサインに注意する

③ ラバーシート浮き上がり防止のポイント

術者が歯頸部にデンタルフロスを結紮しているとき, アシスタントはストッパーなどの手用器具で舌側のラバーシートを歯肉側に圧接し, シートの浮き上がりを防止します（図4）. 浮き上がり（隙間）が生じていると唾液の侵入を招いてしまいます.

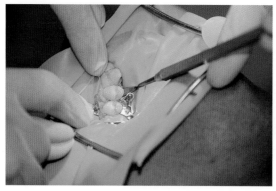

図4　デンタルフロスによる結紮中は, アシスタントが舌側のラバーシートをストッパーで圧接することにより浮き上がりを防止する

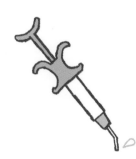

10. 麻酔時のアシスタントワーク

東京都杉並区・井荻歯科医院　白鳥綾子（歯科衛生士）

治療時に疼痛を消失させたり，緩和させたりするのに使用されるのが局所麻酔です．局所麻酔は「表面麻酔」「浸潤麻酔」「伝達麻酔」に分類されます．

基本の流れ

① 局所麻酔の種類と適応

①表面麻酔

粘膜や皮膚表面に局所麻酔薬を塗布，または噴霧することで知覚神経終末を麻痺させます（図1，2）．

適応：注射針刺入時の疼痛緩和，歯石除去や軽度の歯周ポケット掻爬時の除痛，印象採得時やX線撮影時の嘔吐反射の抑制など

②浸潤麻酔

組織内に局所麻酔薬を浸潤させることにより，目的とする限局部位の知覚神経終末に直接作用させ，麻痺させます．限局部位の治療や小外科手術に用いられます．

適応：抜歯，抜髄，歯肉切除，歯冠形成，インプラント手術，膿瘍切開，腫瘍切除，歯根端切除など

③伝達麻酔

神経伝達路における中枢側に麻酔薬を作用させて，作用部位から末梢の神経領域を麻痺させます．少量の局所麻酔薬で広範囲の麻酔効果を獲得でき，浸潤麻酔と比較して麻酔効果の持続時間が長いのも特徴です．広範囲の処置や手術に用いられます．

適応：下顎埋伏智歯の抜去，多数歯の治療，囊胞摘出，骨削除など

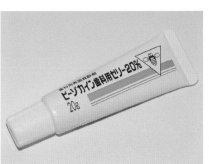

図1　表面麻酔薬 ビーゾカイン歯科用ゼリー20%（ビーブランド・メディコーデンタル）

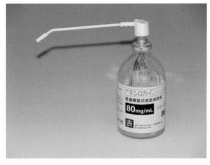

図2　定量噴霧式表面麻酔薬 キシロカインポンプスプレー8%（アストラゼネカ）

② 麻酔をする前に把握しておきたいこと

以下のことをふまえて，歯科医師が麻酔薬の種類や麻酔方法を選択します．

- 歯科治療での過去の麻酔使用経験（以前に麻酔をして気分が悪くなったことがあるか）
- 麻酔薬に対するアレルギーの有無
- 全身疾患（既往症や血圧など）や服用中の薬剤
- 現在の体調　　　　　・妊娠の有無

③ 局所麻酔薬の使い分け

局所麻酔薬の種類と特性を理解し，患者さんの状態や全身疾患によって麻酔薬を使い分ける必要があります．

表1に歯科臨床でよく使用される局所麻酔薬の製品名と性質を示します（図3）．

表1　歯科臨床でよく使用されている局所麻酔薬とその性質

①キシロカイン，②オーラ注（2%リドカイン＋エピネフリン添加）	・一般的にもっとも広く使用されている ・作用発現時間が早く，効力も強い
③スキャンドネスト（3%メピバカイン）	・高血圧の方に適応 （→血管収縮薬が入っていないため）
④シタネスト-オクタプレシン（3%プロピトカイン＋フェリプレシン添加）	・循環器疾患患者（含：高血圧患者）に比較的安全に使用できる （→血管収縮作用は弱く，心臓に対する直接作用をもたないため）

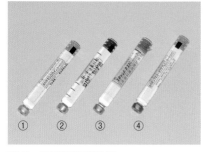

図3　局所麻酔薬の例
①キシロカイン，②オーラ注，③スキャンドネスト，④シタネスト-オクタプレシンの各カートリッジ

 臨床上のポイント

① 麻酔を使用する処置がスムーズ，かつ安全に行われるために

・恐怖心が強い人や小児には，視界に入らないところに注射筒を用意しましょう（図4）
・歯科医師による患者さんへの治療説明のなかで，麻酔を使用する可能性が高いと感じたら，患者さんの視界に入らないところに準備しておきましょう（確実に使用するわけでなければ，注射針は未開封の状態のままにする）

・あらかじめ麻酔を使用することがわかっていたら，必要に応じて以

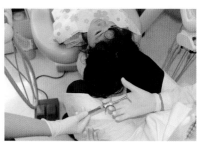

図4　患者さんの視界の外で注射筒を用意，手渡しする

前撮影したX線写真を準備しておきましょう（図5）

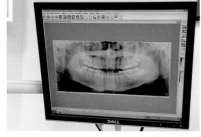

図5　麻酔時にはX線写真により根尖，下顎孔，オトガイ孔などの位置や，骨吸収の状態を把握し，麻酔に役立てることがあるため準備しておく

 臨床上のポイント

② 診療時の声かけやアシスタントワーク

・リラックスしてもらうために，鼻でゆっくり呼吸してもらいます
・上顎口蓋側，下顎舌側，骨吸収を起こしている部位などに麻酔するときは，麻酔薬が漏れやすく患者さんは苦く感じるので，不快感を軽減するためにバキュームを用い

ます（図6）．バキュームの音と接触感には，患者さんの刺入点への意識集中を逸らす効果も期待できます
・治療中に麻酔を追加することもあるので，注射筒はすぐには片づけないようにしましょう

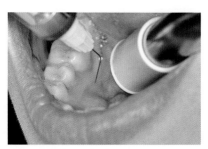

図6　麻酔薬が漏れやすい部位には最初からバキュームを挿入してもよい

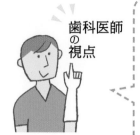

歯科医師の視点

浸潤麻酔の痛みを軽減する方法は，①注射針の刺入部位に表面麻酔を施す，②麻酔薬の温度を体温に近くする，③麻酔薬をゆっくり注入する，の3つです．歯科医師が刺入部位に表面麻酔薬を塗布している間に，アシスタントが注射筒にセットした麻酔薬の部分を握って温めておくと痛みの軽減に役立ちます．

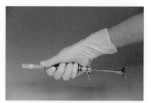

図　麻酔薬が体温に近いと注入時の疼痛が軽減されるので使用直前に握って温める

臨床上のポイント

③ 麻酔後の患者さんへの注意

・患者さんに麻酔が切れるまでの平均的な時間を説明します（表2）．ただし，実際に臨床で用いる麻酔薬には血管収縮薬が含まれている場合がありますので，目安程度としてください．また，麻酔薬の使用量や組織の炎症の程度によっても持続時間は変化します．

・できるだけ，麻酔が切れるまでは食事は控えてもらうのがよいでしょう．食事をする場合は，知覚消失部位（頬や下口唇）を噛まないように，また，知覚消失部位の火傷にも注意してもらいます

・小児の場合は，本人と保護者に説明します（小児は，おもしろがって故意に噛む場合があるので特に注意します）

表2　麻酔薬の作用時間の目安（血管収縮剤非含有）[3]

薬剤名	作用発現時間	持続作用時間	
		口腔軟組織	歯髄
2%リドカイン	1.5～5分	2時間以上	1～1.5時間
3%メピバカイン	1.5～5分	2～3時間	20～40分
3%プロピトカイン	1.5～5分	2～4時間	1～1.5時間

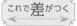
これで差がつく

歯根膜麻酔

　歯頸部から歯根膜腔に麻酔薬を注入し，根尖に到達させる浸潤麻酔法の一種です．麻酔薬の伝達路に骨が介在しないため，下顎臼歯部で骨が緻密な症例でも骨密度の影響を受けません．麻酔薬の使用量は一般的な浸潤麻酔と比較してたいへん少ないので，心疾患，高血圧などの患者さんに対してもより高い安全性が期待できます．また骨の介在がないため麻酔効果の発現が迅速であり，麻酔薬注入後はただちに処置が可能です．下顎臼歯に使用する場合，使用量に注意すれば下歯槽神経に麻酔薬が到達しないため，下口唇の麻痺を回避することができます．針の刺入時や麻酔薬の注入時の疼痛も少ないのが一般的です．ただし，歯肉溝から注入する場合，歯頸部のプラークを押し込むこと等により歯根膜炎を惹起させることがあります．また，注入には大きな圧力が必要なため，通常は専用の注射筒を使用します（図7）．

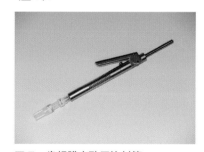

図7　歯根膜麻酔用注射筒
パロジェクトシリンジ（クロスフィールド）

参考文献 •
1）古屋英毅，粟野十三雄，佐野公人ほか編著：歯科麻酔・全身管理額の手引き　第2版. 学建書院，東京，2009，35，38～41
2）全国歯科衛生士教育協議会監修：最新歯科衛生士教本　歯科診療補助論. 医歯薬出版，2007，59～60.
3）丹羽　均，松浦英夫，廣瀬伊佐夫ほか：第3版 臨床歯科麻酔学. 永末書店，京都，2005，125.

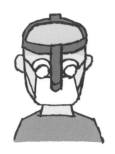

11. 外科処置時の アシスタントワーク

東京都杉並区・井荻歯科医院　今野　彩 (歯科衛生士)

歯科衛生士は外科処置において，術中のみでなく術前，術後にもさまざまな役割を担っています．観血処置では患者さんの精神的，身体的負担軽減のためにも，よりスムーズに安全に治療が進行するための的確な知識と技術が必要となります．

基本の流れ

　一般の歯科医院でも行うことが多い「埋伏智歯の抜歯」「インプラント体の埋入」「歯肉剝離掻爬術 (フラップ手術)」について解説します．治療の流れ，使用する器具，アシスタントの役割の一例を以下に示します．

1 埋伏智歯の抜歯

	治療の流れ	使用する器具	アシスタントの役割	ポイント
術前	局所麻酔	注射筒，注射針，局所麻酔薬	器具・器材の準備	生体情報モニタを装着していないケースでは，患者さんの顔色・体動などにも注意し，変化がないか観察する
術中	歯周靭帯の切離および粘膜の切開	メスホルダー，メス刃	吸引，器具の受け渡し舌，粘膜の圧排	エンジンとタービンでは，注水のされ方が異なるので，吸引の際にはバキュームの向きを考える
術中	粘膜骨膜弁の翻転	扁平鉤，骨膜起子，粘膜剝離子	吸引，器具の受け渡し舌，粘膜の圧排	
術中	骨削除および歯の分割	エンジン，タービン，切削用具※症例によってはマイセル，マレットも必要	吸引，器具の受け渡し舌，粘膜の圧排	抜去後，抜歯窩の中を術者が確認するために，抜歯窩の中も吸引し，視野を確保する
術中	患歯の脱臼，抜去	抜歯鉗子，ヘーベル	吸引，器具の受け渡し舌，粘膜の圧排	
術中	病巣の搔爬	歯科用鋭匙	吸引，器具の受け渡し舌，粘膜の圧排	
術中	創内洗浄	生理食塩水洗浄用シリンジ	吸引，器具の受け渡し舌，粘膜の圧排	
術中	縫合	持針器，縫合針縫合糸，歯肉剪刀	縫合糸の切断	
術後	止血確認		術後の注意事項の説明	
術後			器具器材の片づけ	

② インプラント体の埋入

	治療の流れ	使用する器具	アシスタントの役割（内回り，清潔域）	アシスタントの役割（外回り，不潔域）	ポイント
術前	局所麻酔	注射筒，注射針，局所麻酔薬，消毒用綿球，塩化ベンザルコニウム，クロルヘキシジン消毒剤（例：ヒビスクラブ），速乾性擦式アルコール製剤（例：ウェルパス）	手洗い，手術衣，滅菌グローブの着用	口腔内・外の消毒，生体情報モニタの装着，局所麻酔時の補助，内回りのアシスタントの着替えの補助	滅菌パックを開封する順番を考える 器具・器材を器具台に出すときは，滅菌パックがドレープに直接触れないようにするために，注意深くやや上方から落とす
	手術に対応した術者の手洗い，手術衣，滅菌グローブの装着	手術衣，滅菌グローブ	器具・器材の準備	器具・器材の準備，術者の着替えの補助	消毒後は顔周りに手を持っていかないように患者さんに伝える 器具・器材を器具台に並べるときは，施術部位と術者の位置を考え，術者側から使う順番に並べていく
		ドレープ，有窓巾，布鉗子	ドレーピング，吸引管の装着	吸引管の装着	
術中	切開・剥離	メス，メスホルダー，リトラクター，骨膜起子，粘膜剥離子	フラップの牽引吸引	術中の記録，口腔内写真撮影，滅菌パックの開封，薬剤の補充	タイミングをみて生理食塩水を吸引し，吸引管内で血液が固まるのを防ぐ（以下同様にする）
	埋入位置の決定	ステント			
	埋入窩を形成する	エンジン，生理食塩水，各メーカーのドリルなどが入った外科キット			術者がドリルの目盛りが見える程度に吸引する
	インプラント体を埋入する	インプラント体	唾液の吸引フラップの牽引	インプラント体を器具台に落とす	
	カバースクリューを装着する（1回法の場合にはヒーリングアバットメント装着）	カバースクリュー，ヒーリングアバットメント	唾液，血液の吸引	カバースクリュー，ヒーリングアバットメントを器具台に落とす	インプラント体は埋入窩の骨に触れるまで他の物，組織に一切触れないように気をつける インプラント体やカバースクリューの包装を解く前にサイズを必ず最終確認する
	縫合	持針器，縫合糸，縫合針，歯肉剪刀	吸引，舌，粘膜の圧排，縫合糸の切断		
術後	止血確認			術後の注意事項の説明，診療記録管理，器材の後片づけ	
	手術後の注意事項の説明				

③ 歯肉剥離掻爬術

	治療の流れ	使用する器具	アシスタントの役割	ポイント
術前	局所麻酔		消毒	
		注射筒，注射針　局所麻酔薬	器具・器材の準備	
術中	ボーンサウンディング	プローブ	吸引，器具の受け渡し	
	切開・剥離	メス刃，メスホルダー，骨膜剥離子	吸引	術者が切開を始めたら，メスの後方の位置にバキュームを置き，進行方向に向かって追いかけながら吸引する．メスの前方にバキュームを置くと視野を妨げることがある
	辺縁歯肉の除去および不良肉芽の掻爬	キュレットスケーラー		歯肉弁や骨を乾燥させないように生理食塩水などで湿潤状態を保つようにする
	SRP	各種スケーラー	SRP	スケーラーは必ず滅菌前にシャープニングを行っておくこと
	歯槽骨切除術および歯槽骨整形術	骨ファイル，骨のみ（オーシャンビンチゼル），破骨鉗子		
	歯肉弁の整形	歯肉剪刃		
	洗浄	洗浄用シリンジ，ニードル，生理食塩水		
	縫合	持針器，縫合糸，縫合針，歯肉剪刀	吸引，舌，粘膜の圧排，縫合糸の切断	
	歯周パック	例：COE-PAK	歯周パックの練和	歯周パックの練和には幅の広い金属スパチュラを用いると操作しやすい
術後			術後の注意事項の説明	

術式をしっかりと頭に入れておこう

外科処置では，歯科医師と息の合った動作を行うことが特に求められます．そのためには，術式や手術の流れをしっかりと頭に叩き込んでお

く必要があります．流れが理解できていると次に何をするのかわかるため，自然と必要なタイミングで必要な器具を受け渡すことができるよう

になってきます．使用する器具は術式に従って順番に配置しますが（図1-①），配置の順序にも基本があります（図1-②～⑦）．

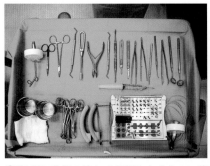

①術式や手術の流れを把握したうえで，術式に従って器具台に器具を配置する（インプラント一次手術の場合）

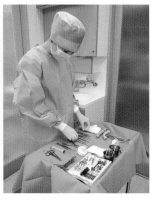

②まず，一番大きなインプラントオペキットを出す．左は内回りアシスタント，右は外回りアシスタント

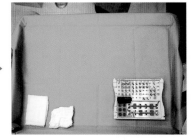

③器具は大きい順に出す方法と小さい順に出す方法があるが，大きい器具を先に出すと以後の配置を決めやすい

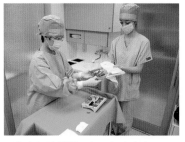

④次に外科器具セットを出す

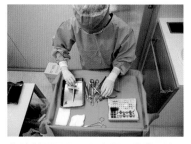

⑤外科器具セットを早い段階で出せば，内回りアシスタントがどんどん並べていくことができる

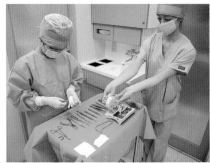

⑥外科器具セットを出した後にサニスリーブ（滅菌済みコードカバー）を出すことで，内回りアシスタントが遅滞なくサニスリーブを巻くことができる

図1　外科器具の配置手順

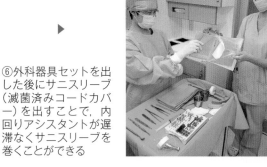

⑦有窓巾やドレープ（術中患者さんにかける布）は最後に出すと邪魔にならない

これで差がつく 一つひとつの動作の意味と目的を考えてみよう

なぜ，いまこの動作を行う必要があるのか，反対になぜやってはいけないのかを考えてみましょう．動作の一つひとつには必ず意味と目的があります．「先輩がやっているからなんとなく」ではなく，意味と目的を考えて行動することが大切です．

吸引の動作1つをとっても，吸引することだけに集中してしまうのではなく，どのタイミングでどこを吸引すればよいのか考えて行います．たとえば，インプラントの手術では，ドリリングを行っているときには目盛りが見える程度に注水の水を吸引しますが，過度に吸引してしまうと骨に熱が加わってしまいます（図2）．

また，インプラント体を埋入しているときには不純物である唾液は吸引しますが，オッセオインテグレーションを獲得するために，埋入窩の血液は吸引しないように気をつけます（図3）．

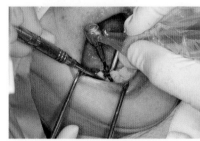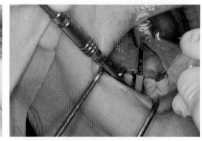

図2 ドリリング中は目盛りが見える程度に注水の水を吸引．吸いすぎると骨に熱が伝わってしまうので注意する

図3 唾液は吸引するが，オッセオインテグレーションを獲得するために埋入窩の血液は吸いすぎてはいけない

このように理由を考えて行動するように心がけることで，的確かつ無駄のないアシスタントワークが身につきます．「基本の流れ①～③」も参考にしてください．

さらに STEP UP! ① お互いの癖や気持ちを理解できるようになろう

基本的なアシスタントワークが行えるようになったら，歯科医師がより手術を行いやすいようなアシスタントを目指しましょう．歯科医師が何を求めているのか，どのようにす

れば処置しやすいのかなどを考えながら，一歩ステップアップしたアシスタントワークを心がけてみます．

たとえば，インプラント体埋入手術の内回りスタッフは，歯科医師が

プラットホーム（インプラント体とアバットメントとの接続面）を確認できるように，バキュームを用いて視野を確保したり（図4），ステントを装着してドリリングを行うときに

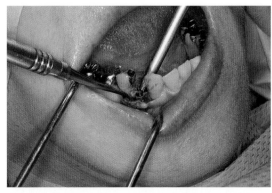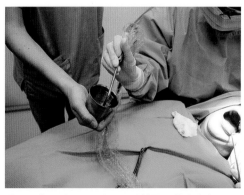

図4 歯科医師がプラットホームを確認できるように，バキュームにより視野を確保している

図5 内回りアシスタントの状況や効率を考えて，外回りアシスタントが生理食塩水吸引用のコップを差し出している

ステントが浮いてきてしまう場合は，バキュームでステントを押さえることもあります．

　術中にはバキュームが凝血で詰まるのを防ぐために，生理食塩水を吸引します．器具台に置いたコップの中の生理食塩水を吸引する場合もありますが，ポジショニングやタイミングによって吸引できない場合は，内回りアシスタントが吸引しやすい位置へ，外回りアシスタントがコップを差し出すなどの連携が必要です（図5）．

　深く考えると，はじめは余計なことまでしがちですが，歯科医師やアシスタント同士でコミュニケーションをとりながら，徐々に習得していきましょう（図6）．

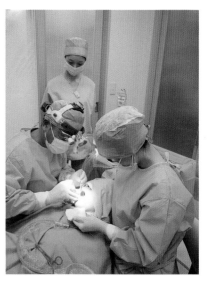

図6　歯科医師，内回りアシスタント，外回りアシスタントのコミュニケーションが大切

さらに STEP UP! ⤴

② 模型を使用して，効果的に説明し患者さんの信頼を獲得しよう

　一般の歯科医院において行われている大きな外科処置としては，インプラント体の埋入手術があります．患者さんをインプラント治療に導くためには，不安を取り除き，信頼を獲得することが重要です．事前に十分な説明を行い，治療方法や費用に関して納得してもらうことが必要ですが，説明には模型を用いて視覚的に把握してもらうのが効果的です．

　たとえば，インプラントカウンセリング模型（図7）は事前治療の必要性や，治療前後の比較，サイナスリフトやGBRを含む処置内容，施術時のリスクなどをトータルに説明できます．説明は歯科医師の仕事ですが，歯科衛生士も求めがあれば正しく説明できるよう，また自身の勉強のためにも模型を活用するとよいでしょう．

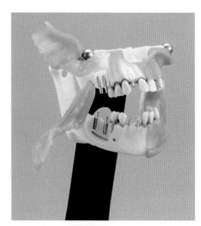

図7　インプラントカウンセリング用模型 PE-IMP007（ニッシン）

参考文献

1）木村英隆：スーパーベーシック ペリオドントロジー 歯肉剥離掻爬術と遊離歯肉移植術までを完全マスター．クインテッセンス出版，東京，2010，112〜126．
2）和泉雄一，沼部幸博，山本松男ほか編：ザ・ペリオドントロジー．永末書店，京都，2009，153〜155．
3）船越栄次編著，牧　幸治，堀田慎一郎：インプラント アシスタントワーク マニュアル 歯科クリニック・ベーシック編．医学情報社，東京，2007，18〜35．
4）田中良枝：歯周外科手術を成功に導くためのアシスタントワーク．日本歯科評論，**72**（7）：54〜62，2012．
5）中山かおり，馬場　精，石川知弘：これでバッチリ！ インプラント治療のアシスタントワーク　上巻．クインテッセンス出版，東京，2010，32〜87．
6）中山かおり，馬場　精，石川知弘：これでバッチリ！ インプラント治療のアシスタントワーク　中巻．クインテッセンス出版，東京，2010，20〜111．

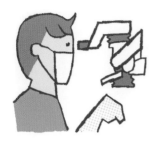

12. 顕微鏡（マイクロスコープ）使用時のアシスタントワーク

大阪市中央区・カガミ歯科医院　大野真美（歯科衛生士）

顕微鏡（マイクロスコープ）治療におけるアシスタントワークで大切なことには，視野確保をふまえた的確な診療補助，ミラーテクニックの際の有効なエアブローなどがあげられます．加えて，狭い視野により患者さんの肉体的，精神的変化を感じとるのが困難な術者に代わり，患者さんの様子を観察することも大切な仕事になります．

基本の流れ

①時間のかかりやすい顕微鏡治療の無駄をなくすため，アシスタントは術式に必要と考えられるものを事前にしっかりと準備しておきます．

▼

②アシスタントは術者と同じ視野を共有できるよう，モニタと口腔内のどちらも確認できるポジションにつきます（図1）．

▼

③表面反射ミラー*のくもりを防止するため，バキューム（排唾管）を患者さんの口腔内に挿入します（図2）．

＊表面反射ミラーは,反射像が二重にならないため,顕微鏡やルーペを用いた処置に適している

▼

④頰粘膜や口唇，舌が視野を妨げている場合，安全な治療が行えるように基本セットの通常ミラーなどで排除し，視野確保を行います（図3）．

▼

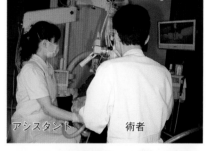

図1　基本的には，術者12時の際，アシスタントは3時の位置

アシスタント　　術者

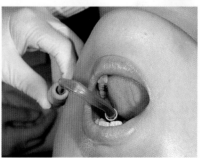

図2　アシスタントの椅子を術者より高くすることで，正しく吸引が行われているか確認しやすくなる

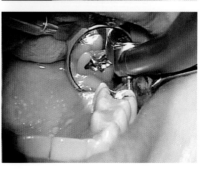

図3　⑦遠心頰側形成時におけるミラーでの軟組織の排除

▼

⑤術中，表面反射ミラーが汚れた際には，エアブロー
を行いますが，切削片はエアブローでもとれないため，
清拭するか（図4），あらかじめ用意しておいた替えミ
ラーを術者に手渡します．

▼

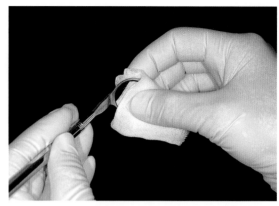

図4　水滴なら乾いたガーゼで問題ないが，切削片など
がこびりついている場合，アルコールガーゼやアルコー
ルワッテでの清拭が必要になる
＊不織布ガーゼは毛羽立ちも少なく柔らかい素材のため，傷がつき
　やすい表面反射ミラーの清拭に向いている

⑥顕微鏡治療は，長時間に及ぶこともあります．アシ
スタントは，モニタに集中するだけでなく，患者さん
の全身を観察しながら苦痛に配慮して積極的に声かけ
を行い，様子に変化があれば速やかにその旨を術者に
伝えます．

臨床上の ポイント　表面反射ミラーへのエアブロー

　エアブローは，ミラーの傾きに合
わせて，上部辺縁から下方に向かっ
て行うとうまくいきます（図5）．表
面反射ミラーの場合，ミラーに対し
て直角に近い形でエアブローする
と，水滴や切削片がミラー上で飛び
散り，かえって視野が悪くなります
（図6）．

　一般的にミラーへのエアブロー
は，アシスタントの力量と思われが
ちですが，術者が歯と近い位置でミ
ラーを保持している場合，十分なス
ペースがないため有効なエアブロー
を行うことが難しくなります（図7,
図8）．エアブローを円滑に行うに
は，術者，アシスタント双方の配慮
が大切です．

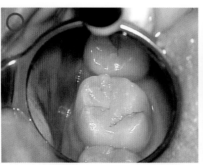

図5　上部辺縁から下方に向かってエア
ブローするとよい

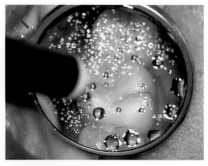

図6　直角に近い角度でエアブローする
と水滴等が飛び散りやすい

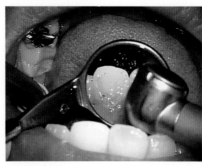

図7　歯とミラーの間に十分なスペース
がない場合

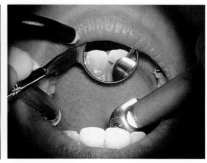

図8　歯とミラーの間に十分なスペース
がある場合

これで差がつく　良好な視野を確保しよう

顕微鏡治療では，視野の確保が難しい部位があります．その際には，視野を妨げているもの（口唇，頬粘膜，舌など）をアシスタントがミラーもしくはバキューム等で排除します．たとえば，上顎頬側の場合，頬粘膜の排除は，視野確保，頬粘膜の巻き込み防止という2つの役割を果たします（図3）．下顎舌側の場合は，嘔吐反射に注意しながら舌の排除を行うことで安全な治療が行えます（図9）．また，上顎前歯唇側形成時のように，術者が，右手にタービン，左手に器具を持つ場合は，アシスタントが口唇の排除を行うと良好な視野が得られます（図10）．

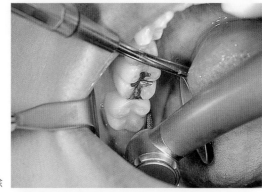

図9　ミラーでの舌の排除

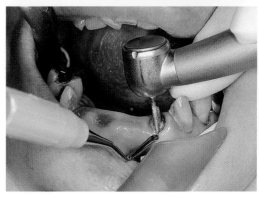

図10　排除しているバキュームが，視野を妨げることがないようモニタで確認する

さらにSTEP UP!　処置部位以外にも気を配ろう

アシスタントには，視野が狭くなっている術者に代わり，全体を見る目配りが必要になります．その際には，患者さんが長時間の治療で疲労していないか，開口時間が長くなり顎がつらくなっていないか，視野確保のために使用しているミラーの辺縁が，歯肉に当たって痛みを与えていないか（図11）など，アシスタントがいかに患者さんの思いを汲みとった気づきと声かけができるかで，顕微鏡治療に対する患者さんのイメージは変わります．顕微鏡治療におけるアシスタントの気配りは，非常に大切な仕事です．

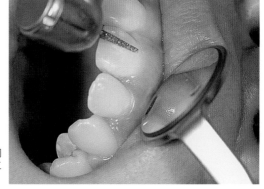

図11　ミラー辺縁が歯肉に当たる痛みは予想以上に大きい

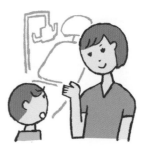

Chapter 4
補綴物製作の
アシスタントワーク

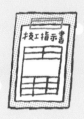

材料の特徴・性質を理解し，適切に取り扱えるようにしよう！

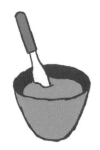

1. 印象材の種類・取り扱い

静岡市葵区・遠山歯科医院　遠山佳之（歯科医師）

印象採得は補綴物の製作などに必要不可欠な作業であり，その精度が最終的な補綴物の精度や模型による診断の結果に大きく影響します．印象材の種類ごとの特徴を知り，正しく扱うことが，アシスタントに求められています．

基本の流れ

印象採得には，研究用模型・診断用模型などを得るための「概形印象」，作業用模型などを得るための「精密印象」の2種類あります．

診療室でよく使われる印象材とそのおもな使用法は以下のとおりです．

1 印象材の種類
①アルジネート印象材
・単独で概形印象，有床義歯の印象，対合歯の印象などに使用
・寒天印象材との連合印象による支台歯を含む歯列の印象に使用

②寒天印象材
・アルジネート印象材との連合印象による支台歯の精密印象に使用

③シリコーン印象材
・パテタイプとインジェクションタイプなどの連合印象による支台歯等の精密印象に使用
・個人トレーとインジェクションタイプなどによる有床義歯の精密印象に使用

2 使用方法
①アルジネート印象材
分類上は概形印象材ですが，正しく使えばかなり精密な印象採得が可能です．硬化時間は温度に強く影響されますが，冷水で練和すると知覚過敏がない患者さんでも歯髄に痛みを感じることがあります．季節に合わせ水温による硬化時間を考慮して粉末を選択し，手早く練和するのが一番です．寒天印象材との連合印象の場合は，術者とのタイミングに注意しましょう．

ほかの印象材にも共通しますが，印象採得前には患者さんに印象採得の経験を聞いておくと嘔吐反射の情報を事前に得ることができます（p.95 参照）．以下にアルジネート印象材による一般的な印象採得の手順を示します（図1）．

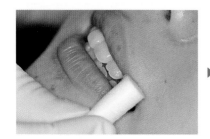

①印象採得の準備
口角炎や口唇にひび割れがあれば，ココアバターやワセリンを塗布する．小児では嘔吐反射が頻発するので，必要に応じて嘔吐物を受ける容器を用意しておく

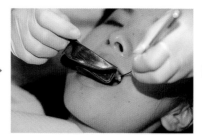

②トレーの試適
患者さんの口腔に合ったトレーを試適する（p.96 参照）．トレーは斜めにして口腔内に挿入する

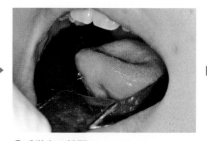

③舌挙上の練習
下顎の印象採得であれば，舌を挙上する練習をしてもらう

図1　印象採得の手順

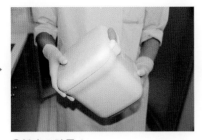

④粉末の計量1
粉末が圧縮された状態であれば軽く空気を含ませる

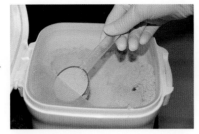

⑤粉末の計量2
粉末をすり切り計量する．たとえば4+4残存，765|567欠損の印象採得をする場合，欠損部の顎堤が退縮していると多くの印象材が必要となる．口腔内の状態をよく見て，粉末量を決める

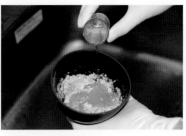

⑥粉末に水を加える
水の量は正しく計量するのが基本だが，⑤の例で4|4遠心の印象材が自重で流れてしまいそうなとき，または嘔吐反射が予想される症例などでは，水の量をやや少なめにすることもある．印象材の硬さには術者の好みもあるが，軟らかすぎに利点はない

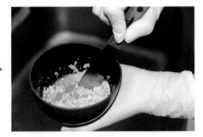

⑦粉末と水をなじませる
スパチュラを執筆状またはパームグリップで把持し，粉末が飛散しないように注意しながら粉末と水となじませる

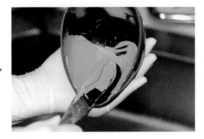

⑧練和
ラバーボールを回転させながら印象材を広げ，すりつぶして気泡を除去する．このとき，手のひらに垂直に圧力がかかるようにするのがポイント

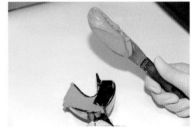

⑨トレーに築盛
上顎トレーには1回で，下顎トレーには左右2回に分けて築盛する．多くの回数に分けて盛るときれいにならない

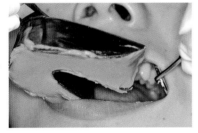

⑩トレーの挿入
必要なら余剰印象材を，咬合面や歯肉頬移行部など気泡が入りやすい部分にあらかじめ塗布したうえでトレーを挿入する

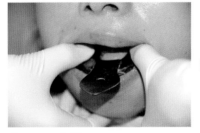

⑪トレーの保持
下顎なら練習どおりに舌を挙上してもらった後にトレーを保持し，両手の指で下顎とトレーを支える．顎関節症などにより開口の維持が困難な症例では，対合歯列の最後臼歯がトレーと接触しないように注意する

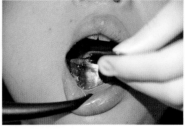

⑫トレーの撤去
トレーと歯肉の間にエアを入れ，陽圧にしてトレーを撤去する

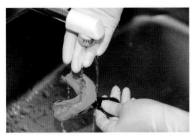

⑬水洗
スタンダードプリコーションの視点から，採得された印象を水洗する．この後，余分な水分をスリーウェイシリンジで吹き飛ばし，ただちに石膏を注入する

図1 印象採得の手順（続き）

歯科医師の視点

リムロックトレーを使用する場合は，リムのアンダーカット部に確実に印象材を入れます．リムロックトレーは，印象材を辺縁（リム）のアンダーカット部分（土手状の高まり）でロックするため，こうよばれます．

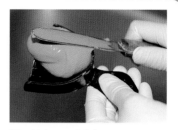

図　リムロックトレー

②寒天印象材

　水冷式トレーを用いて寒天印象材のみでも印象が採れますが，一般的にはアルジネート印象材との連合印象で用いられます（図2）．寒天は溶解温度と硬化（ゲル化）温度が大きく異なる，おもしろい性質をもっています．100℃にならないと溶解しませんが，保存温度である60〜63℃ではまだ十分な流動性を保っています．

　温度管理が難しい材料であるため，口腔内に使用する前には自分の手の甲に少量出して温度を確認します（図3）．手の皮膚でやけどをしなければ，口腔内でも大丈夫です．

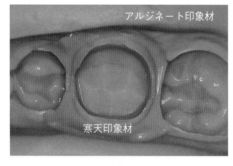

アルジネート印象材

寒天印象材

図2　寒天，アルジネート連合印象

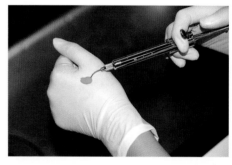

図3　手の皮膚がやけどしない程度の温度なら，口腔内でも使用できる

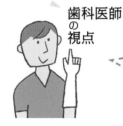

歯科医師の視点

いつも手の甲の同じ場所に寒天印象材を試しに出していると，その部位が熱さに慣れてきます．たまには試す場所を変えましょう．

③シリコーン印象材

　高価ですが，非常に精密な印象採得が可能な印象材です．粘土のような「パテタイプ（ヘビーボディタイプ）」と流動性がよい「インジェクションタイプ（レギュラータイプ）」があります．最近では手練和の必要がない「オートミックスタイプ（ガンタイプ）」が普及しています（図4）．

　既製トレーを用いる場合は，まずパテタイプの印象材でだいたいの印象を採得します．このとき，パテタイプの印象材で個人トレーを作るイメージで操作します．これにより，次に用いるインジェクションタイプの印象材の使用量を少なくすることができます（図5）．これにはコスト的意義もありますが，インジェクションタイプの印象材の使用量が少なく，厚みも均一に近ければ，変形が少なくてすむという大きな利点があります．

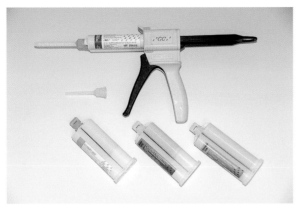

図4 オートミックスタイプ（ガンタイプ）のシリコーン印象材

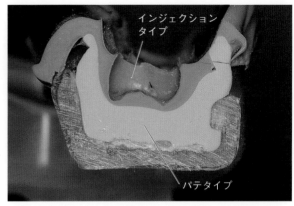

図5 パテタイプにより個人トレーを製作し，少量のインジェクションタイプで印象を採得する

臨床上の ポイント ① アルジネート印象材取り扱いのポイント

① 盛る時点できれいに

アルジネート印象材をトレーに盛ってから何回もスパチュラでペタペタ形を直す光景を見かけますが，結果的にはあまりきれいにはなりません．たとえば上顎の場合は，できるだけ気泡を抜いたら一塊ですくい，ほぼワンアクションで盛ったほうがきれいになります．

② トレー撤去時の注意

トレーと歯肉の間にエアを入れ，陽圧にして歯列からトレーを撤去するように教わったはずですが，ほとんど実行されていないのではないでしょうか？（図1-⑫） こじって外すと切歯切縁部に亀裂が入ることがあります．図6のような大きな亀裂なら誰でも気づきますが，小さいと見逃しがちなため注意が必要です．

③ 印象材の水洗

アルジネート印象材は水を吸う材料なので本当は水洗したくないのですが，現在ではスタンダードプリコーションの考え方から，撤去後の印象材は水洗することになっています（図1-⑬）．肉眼で確認し，血液や粘稠唾液がついている場合は必ず水洗します．ただし，水洗後は切縁や咬頭頂に溜まった水をスリーウェイシリンジのエアで吹き飛ばし，口腔内から撤去した直後の状態にできるだけ近くする必要があります．その際は乾燥させすぎに注意します（図7）．

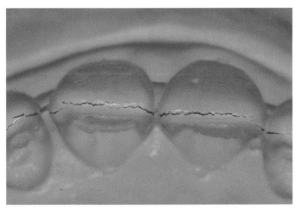

図6 こじって外すと印象材の切歯切縁部に亀裂が生じることがある

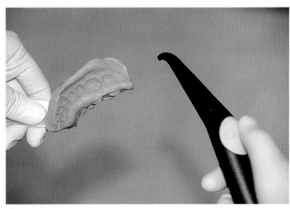

図7 口腔内から撤去した直後の湿潤状態に戻すためエアをかける

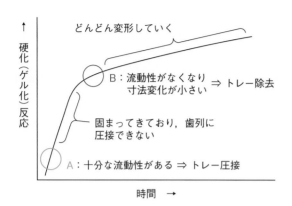

図8　アルジネート印象材硬化反応（ゲル化反応）のイメージグラフ

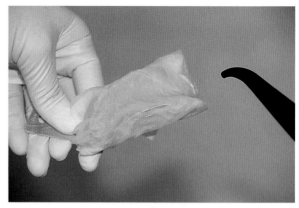

図9　どうしてもすぐに石膏を注げないときには，湿度100％に近い状態にしておく

④ すぐに石膏を注ぐ

　歯列から印象材を撤去してもアルジネート印象材の硬化反応（ゲル化反応）は続いており，どんどん変形していきます．図8に示すグラフのうち，私たちはAの部分（十分な流動性を有する部分）で歯列にトレーを圧接し，Bの部分（流動性がな

くなっており，寸法変化が少ない部分）でトレーを除去しています．つまり，全体の反応のなかの「おいしい」部分だけを選択して利用しているのです．トレーを歯列から除去した後は変形が進みますので，ただちに石膏を注ぐべきです．
　印象材は乾燥によっても変形しま

す．ですから，どうしてもすぐに石膏が注げないときには湿ボックス（湿箱）に入れたり，湿らせたティッシュをかぶせたりして湿度を100％に近い状態にしておきましょう（図9）．

臨床上のポイント ## ② 寒天印象材取り扱いのポイント

　溶解時間（100℃の維持時間）が短すぎると溶解不十分となり，長すぎると気泡の発生などが起こるため，溶解時間は5分以上，10分以内にしましょう．ドライタイプの寒天コンディショナー（図10）を使用する場合は，105℃を超えると寒天に劣化（気泡の発生，分離，粘度低下）が起こり，98℃では溶解が不十分となりますので，設定温度が100℃となるように注意します．

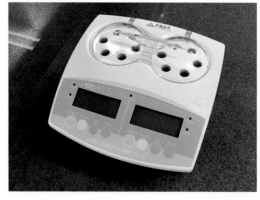

図10　ドライタイプの寒天コンディショナー
ツインコンディショナーTC-I（ジーシー）

③ シリコーン印象材取り扱いのポイント

レジンで製作した個人トレーを使用する場合は，トレーに専用接着材を塗布する必要があります．接着材はできるだけ薄く，均一に塗布するのがコツです（図11）．厚く塗布してしまうと，接着材の層内で剥離することがあります．

既製トレーではパテタイプ（ヘビーボディタイプ）を使用します．パテタイプの練和の際は親指で内側に押し込むことを繰り返してください（図12）．これにより均一に練和で

き，練和後の表面にしわが露出しません．グローブ表面のパウダーにより硬化阻害を起こす場合がありますので，付属のビニールグローブを使用して練和してください．

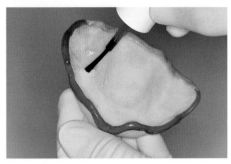

図11 専用接着材はイソコンパウンドの外側まで，できるだけ薄く塗布する

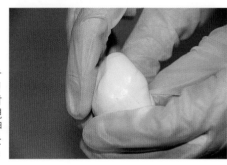

図12 パテタイプのシリコーン印象材の練和は，親指で内側に押し込むことを繰り返し行う

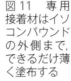

歯科医師の視点

ケイ素原子は"シリコン"ですが，その化合物は一般的に"シリコーン"とよびます．ですから"シリコーン印象材"，"シリコーンポイント"となります．

これで差がつく 印象採得時の嘔吐反射が強い患者さんへの対処

嘔吐反射は誰にでも起こる可能性がありますが，反射が強い人の場合は印象採得が難しいこともあります．このような症例での印象採得時は，以下のことに気をつけましょう．また，嘔吐反射が強い人でなくても，鼻で呼吸ができることを確認してから印象を採りましょう．

・1回で成功させる
・アルジネート印象材は硬めに練和する
・トレーに印象材を盛りすぎない
・必要に応じて，口蓋などにスプレ

ーによる表面麻酔を行う
・嘔吐反射が起きたらチェアを起こし，やや前屈みにして鼻で呼吸をするよう促す．前かがみになると唾液が出るのでティッシュを渡す（図13）
・「あと20秒で固まります」というように安心させ，または気を逸らすような声かけを行う
・印象材が固まっていないときに，患者さんがトレーを外そうとしても外させない（再印象時にも必ず嘔吐反射が起こるため1回で終わらせる．ただし，窒息には注意）

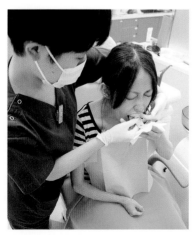

図13 嘔吐反射発現時にはチェアを起こし，すこし前かがみにして鼻呼吸させるよい

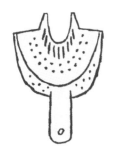

2. トレーの試適

静岡市葵区・遠山歯科医院　遠山佳之（歯科医師）

トレーの試適時は，トレーが患者さんの歯列や顎堤のアーチに合っているか，歯列印象であれば最後臼歯をトレーが被覆しているか，また，骨隆起の形，口蓋の深さや小帯の付着位置，上顎の印象であれば下顎骨の下顎枝の位置などを確認し，トレーを選択します．適切なトレーを選択するほか，患者さんの反応や嘔吐反射などにも配慮したアシスタントワークをすることが大切です．

基本の流れ

トレーの選択

　一般の歯科医院が所有する大人用のトレーのサイズは，3〜5種類程度です．歯列の大きさや彎曲程度は患者さんによって異なりますが，これらすべてに少数のサイズで対応するため，難しい場合もあります（表）．

　試適の際は，トレーを患者さんの口腔内に入れたら，トレー後縁の位置を変えずに前歯部を歯列から離します（図1）．これによりトレーが最後臼歯を被覆しているか否かの確認ができ，トレーと頬側歯肉の間にどの程度余裕があるかもわかります．歯列がトレー後縁からはみ出すようなときには，サイズを変更するか，ユーティリティーワックスなどで後縁を延長することもあります（図2）．

表　トレー試適時のチェックポイント

①口腔内に入るか

②頬側歯肉（特に上顎臼歯部）にトレーが当たらないか

③骨隆起（特に下顎舌側）にトレーが当たらないか

④最後臼歯までトレーが被覆しているか

⑤上顎トレーの臼歯部外側が左右の下顎枝内面に当たらないか

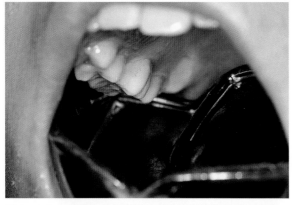

図1　トレー後縁の位置を変えずに前歯部を歯列から離し，トレー後縁が最後臼歯を被覆していることを確認する

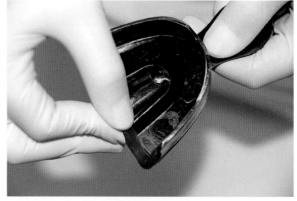

図2　トレー後縁の長さが足りないときには，ユーティリティーワックスで延長する

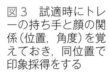 ① 試適時と同じ位置で印象採得

　重要なのは，印象材を盛ってトレーを歯列に圧接したときの位置が，試適時と同じ位置になっていることです．印象材を盛ったトレーを歯列に圧接する際には，抵抗があり，トレー辺縁からあふれた印象材で歯肉や歯肉頬移行部が見えなくなるため，位置が狂いやすいのです．しかし，試適時と同じ位置にトレーを正しく挿入すれば，トレーや持ち手が咬合平面とほぼ平行になり，持ち手の正中も顔の正中と大きくずれないはずです．トレー試適時にはトレーの持ち手と顔の位置や角度の関係を確認しておき，印象材を盛っても試適時と同じ位置に圧接できるようにしましょう（図3）．

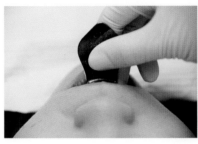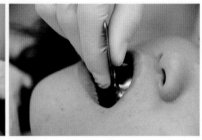

図3　試適時にトレーの持ち手と顔の関係（位置，角度）を覚えておき，同位置で印象採得をする

② 開口量は大きくても小さくても NG

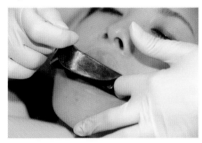

図4　左手の人差し指またはミラーで左側口角を広げながらトレーを挿入（右手でトレーを持つ場合）

　口の入口は小さいのに歯列弓が大きな人がいます．このような患者さんでは，トレーの挿入に苦労します．まずはトレー挿入前に口角や口唇にココアバターやワセリンを塗布し，口角や口唇が切れるのを防ぎましょう．そして，右手でトレーを持つ場合，左手の人差し指またはミラーで左側口角を広げながらトレーを挿入します（図4）．

　このとき，開口量が大きいとトレーが入りにくく，小さすぎると印象材が口唇によってすり切られてしまいます．ちょうどよい大きさをみつけ，実際の印象採得時にその大きさを再現できるように患者さんに練習してもらいましょう．

③ 舌を挙上してもらうために

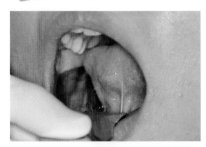

図5　下顎の印象採得時には舌を挙上してもらう

　下顎の印象採得時には舌を挙上してもらいますが（図5），特に高齢者のなかにはその意味が通じにくい人がいます．「した（舌）をうえ（上）に」では「下を上に」と混同されます．「ベロを上に」なら舌であることは通じますが，前方に押し出しながらトレーを押し上げる人もいます．「ベロで上顎（うわあご）を舐めてくださ

い」，または「ベロで喉を舐めてください」と伝えると，舌がやや後方に位置しながら挙上され，具合がよいようです．それでもだめなら「大きく口を開いたまま "ラ" と言ってみてください」など，いろいろ試してみてください．試適時に舌が挙上できれば，印象採得時にもできます．

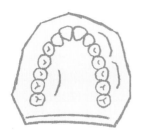

3. 石膏の取り扱い

静岡市葵区・遠山歯科医院　遠山佳之（歯科医師）

印象材で口腔や歯の型を採り，その型（陰型）の中に注入して模型（陽型）を作るための材料を「模型用材料」といい，歯科においてはおもに石膏が使われています．
石膏の取り扱いにおいては，その特徴を理解し，混水比に配慮することが大切です．

基本の流れ

1 一般的な石膏練和の手順

　石膏には「普通石膏」，「硬質石膏（通称：硬石膏）」，「超硬質石膏（通称：超硬石膏）」があります．普通石膏は価格が安いのですが，硬化体の硬度が低く，硬化膨張も大きな石膏です．超硬質石膏は硬く，一般的に硬化膨張も小さいのですが高価です．硬質石膏は超硬質石膏より性能がやや劣ります．図1に石膏練和の一般的な手順を示します．

2 石膏の真空攪拌器（真空練和器）を使用する場合

　練和カップの内側にスパチュラによる傷がつくと，その後の清掃が難しくなります．傷つけたくなければ，ラバーボール上で練和泥を製作してから練和カップに移してください．これにより粉末吸引による内部配管トラブルも防止できます．

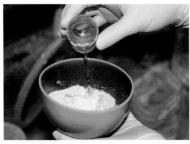

①粉末に水を加える
教科書では比重の関係から，先にラバーボールに水を入れ，後から粉末を投入することを勧めているようだが，微調整が効かないので現実的とはいえない

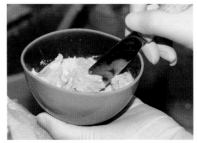

②粉末と水をなじませる
スパチュラはおもに執筆状に把持し，粉末が飛散しないように注意しながら粉末と水をなじませる

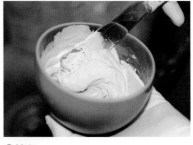

③練和
粉末と水がなじんだら回転数を上げ，30〜60秒間しっかり練和する．練和時はバイブレーターを併用する場合もある

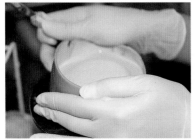

④バイブレーターによる気泡除去
バイブレーター上でラバーボールを上下方向につぶし，また元に戻すことにより気泡を十分に除去する．バイブレーターにラバーボールをたたきつけると，バイブレーターが破損することがある

▶

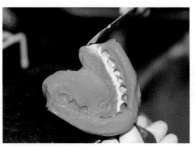

⑤印象への石膏注入
バイブレーターを併用して，一方向から石膏を注入する

図1　石膏練和の一般的な手順

① できれば，水はやや少なめに

臨床上の
ポイント

石膏の粉末は，半水石膏（石膏1分子に対して1/2分子の水がついている）の状態で，これと練和に使用した水が結合することにより，二水石膏（石膏1分子に対して2分子の水がついている）となり硬化します．化学式（図2）から計算すると，石膏100gに対して必要な水は18.62mL，つまり混水比は0.1862です．

しかし，実際の製品の説明書に書かれている混水比は0.24だったりします．石膏100gに対しての水の量，18.62mLと24mLの差である5.38mLは何かというと，練和操作を容易にするための水です．必要な水は理論値である18.62mLですが，これでは水が少なすぎてうまく練和できませんし，印象に注げません．「おそらく5mLくらい水を追加すれば初心者でも練れるだろう」というわけです．ですから，石膏操作に慣れてきたら，水をやや少なくしたほうが石膏本来の性質を発揮できるのです（注：石膏のなかには，混水比が0.1862以下の特殊な製品もあります）．

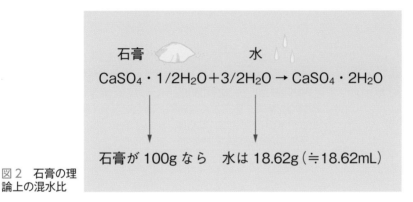

石膏　　　　　　水

$$CaSO_4 \cdot 1/2H_2O + 3/2H_2O \rightarrow CaSO_4 \cdot 2H_2O$$

石膏が100gなら　水は18.62g（≒18.62mL）

図2　石膏の理論上の混水比

② 石膏の性質を知ろう

臨床上の
ポイント

石膏を水と混ぜた「練和泥」には，振動を与えると流動性が増し，振動が収まると流れにくくなるという性質があります（この性質を"チキソトロピー：thixotropy"といいま す）．ですから，バイブレーターを使うと印象材に石膏がよく流れるのです．

水の量が多すぎると印象材の上に盛った石膏が垂れてきてしまいます（図3）．これをスパチュラで一生懸命戻している姿を見ることがありますが，戻してもまた垂れてきます．なぜでしょうか？

そのような人は，多くの場合，利

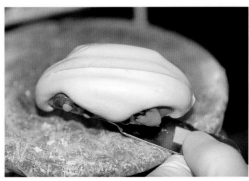

図3　水の量が多すぎる場合，手にトレーを持っていては，石膏の垂れは止まらない

き手と反対側の手でトレーを持っており，手の振動が石膏に伝わるためどんどん垂れてくるのです.

　石膏の性質を考えると，垂れてくるのを防ぎたければ振動を与えない，つまり，まずどこかにトレーを置くことです（図4）．そして，必要ならトレーを置いたまま，最小のスパチュラ操作で石膏を盛り上げます．もちろん，次回から水の量が多すぎることを改めなくてはいけません.

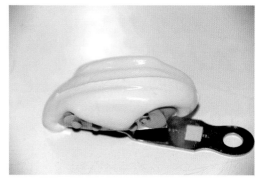

図4　トレーを置いて指で持ち手を押さえ，できるだけ少ない回数で盛り上げる

歯科医師の視点

石膏模型の大切な部分に気泡が入っていた場合のダメージは大きいものです．再印象のために，患者さんは時間とお金を余分に使います．また，生活歯であれば温度や水洗・乾燥による疼痛，または麻酔の痛みに耐えなくてはいけません．歯科医院全体の信用にもかかわりますので，ミスをしないようにしましょう．

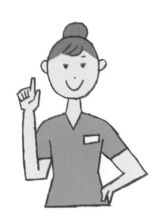

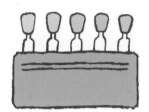

4. シェードテイキング

東京都杉並区・井荻歯科医院　高橋英登（歯科医師）

補綴物の製作にあたって，隣在歯や残存歯を参考に色調を決定し，記録することを「シェードテイキング」といいます．近年では測色機器が用いられることもありますが，色見本（シェードガイド）を用いて目視にて行うことがシェードテイキングの基本です．

基本の流れ

1 シェードガイド

　シェードテイキングには専用の測色機器を用いることもありますが，シェードガイドを用いて目視により行うのが一般的でしょう．シェードガイドにはいくつかの種類がありますが（図1），多くの歯科医院にあるシェードガイドはビタ社のビタクラシカルシェードガイド（図1-①）に準じた ABCD の色相に分かれたものでしょう（図2）．A は赤みのある茶色（Reddish-Brown），B は赤みのある黄色（Reddish-Yellow），C はグレー（Gray-Shade），D は赤みのあるグレー（Reddish-Gray）系統の色です．ABCD は基本シェードですから，これを間違えるとシェードは合いません．ABCD に続く数字は，明度（明るさ）を表しており，数字が大きくなるほど暗くなります（図3）．なお，歯肉色のためのシェードガイドもあります（図1-⑤）．

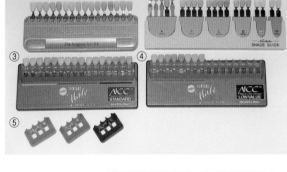

図1　さまざまな種類のシェードガイド
①ビタクラシカルシェードガイド（白水貿易）
②ノリタケシェードガイド（クラレノリタケデンタル）
③ヴィンテージハロー NCC シェードガイドスタンダード（松風）
④ヴィンテージハロー NCC シェードガイドローバリュー（松風）
⑤ヴィンテージハロー NCC シェードガイド用ガミー（松風）

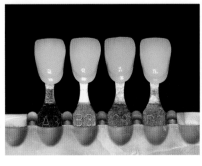

図2　色相の差（同一明度）
A：赤みのある茶色
B：赤みのある黄色
C：グレー
D：赤みのあるグレー

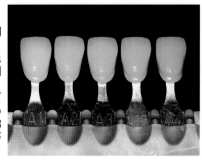

図3　明度の差（同一色相）
アルファベット（色相）の後の数字は明度（明るさ）を表し，数字が大きいほど暗い．A はよく使われる色相なので，3と4の間の3.5が用意されている

② シェードテイキングの方法

たとえば中切歯であれば，歯面を分割してシェードテイキングするのが一般的です．なぜなら，歯頸部付近と中央付近のシェードの組み合わせは人によって異なるからです．歯面を9分割して採得する方法もありますが，それほど細かい採得は，一般臨床においては必要ないでしょう．図4のように，歯冠中央と歯頸部のシェードをそれぞれ採得し，切縁の透明層の量と形態をスケッチするのが現実的だと考えます．その際，特記すべき事項があれば別にメモします．切縁の透明層は隣在歯よりやや控えめに指示したほうが結果はよいように思います（表）．

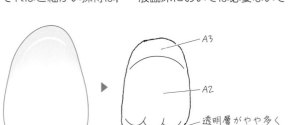

図4　臨床で用いられる簡便なシェードテイキング法

表　シェードテイキングの方法

①歯冠中央部のシェードテイキングを行う
②歯頸部のシェードテイキングを行う
③切縁透明層の量と形態を記録
④特記事項があれば記録
⑤シェードガイド2本以上を写し込んで写真撮影

臨床上のポイント　シェードテイキングの環境

昔からシェードテイキングは，「曇天の北側の窓からの自然光で11～14時の間に行う」「15時ごろに北向きの窓から差し込む光で行う」といわれてきましたが，診療室では非現実的です．製作される補綴物は天然歯とは成分や構造が異なりますから，補綴物と隣在歯がすべての光源の下で同じ色に見えることはありえません．理屈からいえば，患者さんが白熱電球の下で生活や仕事をするならば，白熱電球の光の下でシェードテイキングを行うべきなのでしょうが，ユニット上で行うのが一般的でしょう（図5）．ユニットのライトをつけて行うか，またはライトを消した室内照明（蛍光灯など）下で行うかは歯科医師の考え方によります．

シェードテイキングは光源のほかに，背景色，見る方向，歯面の乾燥などにも影響を受けます．

口は開口または咬合した状態，方向はできるだけ患歯の正面から，歯面とシェードガイド双方とも軽く濡れた状態でシェードテイキングするのが基本です．

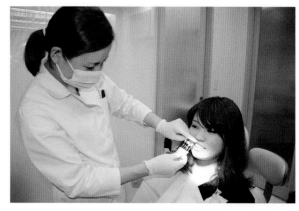

図5　ライト使用の有無は歯科医師の考え方による

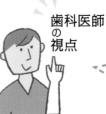

歯科医師の視点

シェードテイキングの際は，歯とシェードガイドをじっくり見比べてはいけません．色の違いに目が慣れてしまい，シェードがわからなくなります．短時間のシェードテイキングを繰り返すことにより，色調を確認するのが一般的です．

これで差がつく より確実なイメージの伝達のために

現代の私たちには，デジタルカメラという武器がありますので，ぜひこれを活用しシェードを記録しましょう．その際，隣在歯とともに，明度が異なるシェードガイド2本以上（例：A2とA3の2本）を写し込むのが基本です（図6）．この写真により，歯科技工士は口腔内のイメージを把握することができます．

接写用のレンズとストロボを装備した本格的なカメラではなく，コンパクトデジタルカメラを使用するのであれば，ストロボを非発光とし，ユニットのライトを当てて撮影します（図7）．資料としてのクオリティはあまりよくありませんが，ないよりはずっとよいはずです．こだわる人は，光源による色の違いを補正するためのキャスマッチという標準色見本を写し込むこともあります（図8）．

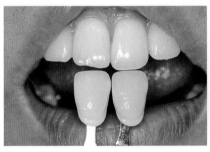

図6　両方にピントが合うように，歯とシェードガイドがカメラから等距離となるようにする（デジタル一眼レフカメラ，メディカルニッコールレンズを使用して撮影）

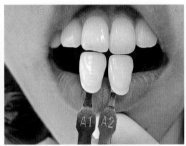

図7　図6をコンパクトデジタルカメラで撮影した写真

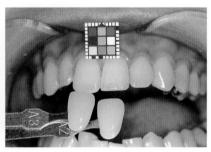

図8　図6と図7のような，写真による演色性の差を補正するために，標準色見本を写し込む方法もある（デジタル一眼レフカメラ，メディカルニッコールレンズを使用して撮影）

さらにSTEP UP! シェードテイキングの専用器材

シェードガイドには種類がありますので，それぞれの使用法に従ってシェードテイキングを行ってください．つねに光源の演色性（照明による物体の色の見え方の特性）を一定にできるように，シェードテイキング用のLEDライト，ライトライト（モリタ，図9），エステティックアイ（日本歯科商社，図10）なども販売されています．

また，歯科用測色装置・クリスタルアイ（オリンパス，図11）を用いればシェードを数値化して記録することが可能です．この装置を用いれば，少なくとも大切な基本色を外す

ことはありません．また，ホワイトニング前後の色調の比較などでは客観的な効果を患者さんに提示できるため説得力があるでしょう．

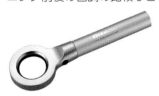

図9　ライトライト（モリタ）

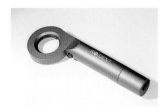

図10　エステティックアイ（日本歯科商社）

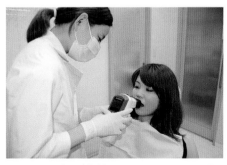

図11　歯科用測色装置によるシェードテイキング
クリスタルアイ（オリンパス）

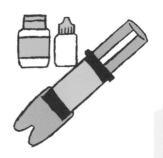

5. 装着材料の種類・取り扱い

静岡市葵区・遠山歯科医院　遠山佳之（歯科医師）

合着材・接着材の役割は，おもに歯科医師が支台歯形成・窩洞形成した歯に対して補綴物・修復物を装着させることであり，最終的に合着・接着する段階でその材料を最良の状態で患者さんに提供することが大切です．これらの材料の取り扱いを熟知していることが，アシスタントに求められます．

基本の流れ

歯科診療報酬（保険）の点数表を見ると，クラウンなどを装着する材料は，「接着・合着材料」と書かれています．つまり，装着材料には「接着材」と「合着材」が存在します．

1 合着材

「合着材」とは，リン酸亜鉛セメント，カルボキシレートセメント，グラスアイオノマーセメントなど，おもに粉と液を練和する従来型のセメントのことです（図1）.

リン酸亜鉛セメントは硬化時に発熱しますので，熱を逃がすためにガラス練板を使用して分割練和します．4分割または6分割して，いずれも90秒で練和することになっています（図2）．ほかのセメントはクリーミーに練和できればよく，細かいルールはありません．術者とのタイミングを考えて練りましょう．グラスアイオノマーセメントにはガラス成分が入っており，金属スパチュラは削れてしまうので使えません．

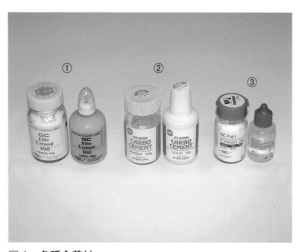

図1　各種合着材
①リン酸亜鉛セメント
②カルボキシレートセメント
③グラスアイオノマーセメント

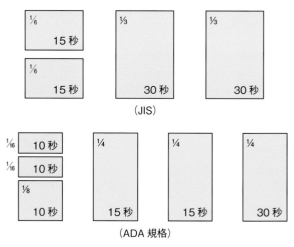

図2　リン酸亜鉛セメントは，4分割または6分割して90秒で分割練和する

② 接着材

「接着材」とは，接着性レジンセメントのことです（図3-①〜③）．使用方法は製品により大きく異なりますので，取扱説明書をよく読んでください．

接着性レジンセメントは，従来型のセメントと比較すると繊細な材料であり，患者さんの呼気に含まれる水分によっても影響されます．ですから，バキューム操作は的確に行い，必要であれば，接着操作中は常時バキュームを続けることもあります．プライマーを塗布するのにスポンジを使うことがありますが，それをつまむピンセットに咬合紙の色素がついているなどは論外です（図4）．

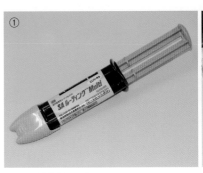 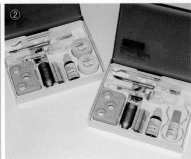 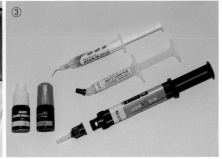

図3　接着性レジンセメント
① SA ルーティング Multi（クラレノリタケデンタル），②スーパーボンド（サンメディカル），③パナビア V5（クラレノリタケデンタル）

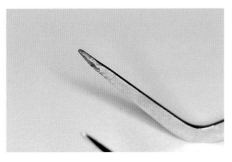

図4　接着性レジンセメントは高性能だが繊細な材料なので，ピンセットの汚れなどには十分注意する

これで差がつく ① 合着材の性質

支台歯の表面とクラウン内面には微細な凹凸が存在します．その間を埋めて固まる材料が合着材です（図5）．たとえば，グラスアイオノマーセメントは，学校では「キレート結合により歯のカルシウムと化学的に結合する」と習ったかもしれませんが，実際は単に歯表面に機械的に引っかける材料だと考えたほうがよいでしょう．歯とクラウンの隙間を埋めて固まるだけの材料なので，合着の強さはセメント硬化体の強度に依存します．ですから，同じカルボキシレートセメントでも，硬化体が硬い製品（例：ハイ-ボンドカルボセメント，松風）は合着用ですが，硬化体の強度が低い製品（例：ハイ-ボンドテンポラリーセメント，松風）は仮着用となります．

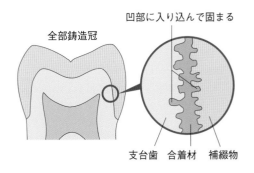

図5　合着材は被着体の微細な凹部に入り込んで固まることにより，機械的に引っかける材料である

凹部に入り込んで固まる

全部鋳造冠

支台歯　合着材　補綴物

② 仮着材使用時の注意

たとえば，仮着材である，フリージノールテンポラリーパック（ジーシー）は硬化体が非常に軟らかいので，仮着力もやや低めになっています．仮着中のクラウンを除去するとき，通常はクラウン側に仮着材がついてきますが，よく見ると支台歯側にも薄く残っています（図6）．そのため，エアフローなどでこれを完全に除去しなければいけません（図7）．除去できなければ，どんなに強力な接着材を用いても，テンポラリーパックを介しての仮着と同じ状態になってしまいます．

すこしでもユージノール成分の存在があるとレジンは硬化しません．ですから，接着性レジンセメントを使用する予定であれば，仮着材に酸化亜鉛ユージノールセメントを使用してはいけません．

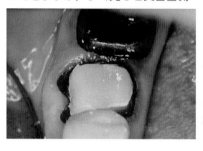

図6 仮着材が支台歯に薄く残っていれば，接着性レジンセメントを使用しても事実上は仮着材を用いた状態と同様である

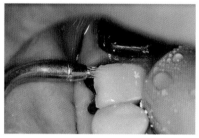

図7 エアフローなどにより仮着材を完全に除去する

③ 接着材は強くつくだけではない

ほとんどの接着性レジンセメントには，金属接着性モノマーが含まれていますので，金属に化学的に接着します．表面の凹凸に入り込んで固まるだけの合着材とは異なるものです．

接着性レジンセメントは，充塡用コンポジットレジンと同様に，成分の一部が象牙質に染み込んで硬化します．この象牙質と接着性レジンセメントがハイブリッドになった層を「樹脂含浸層（樹脂含浸象牙質）」といいます（図8）．その層には象牙質と接着性レジンセメントが共存しますが，耐酸性が高く，刺激不透過であり，エナメル質に似た性質を有しています．つまり，接着性レジンセメントは強く接着するのみでなく，生体を守る上皮であるエナメル質を復活させることができる材料なのです（疑似エナメル質）．

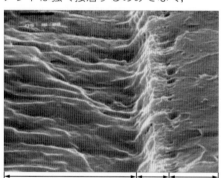

象牙質 ／ 樹脂含浸層 ／ レジン

図8 レジンが象牙質に染み込んで硬化するしくみは，コンポジットレジンにも応用されている（写真は東京医科歯科大学・中林宣男名誉教授のご厚意による）

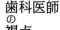
歯科医師の視点

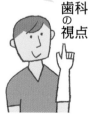

接着性レジンセメントの利点として，強く接着する点に目がいきがちですが，樹脂含浸層を生成して生体を守る機能のほうが意味合いが大きいのです．

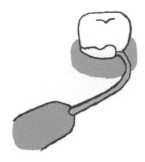

6. 余剰セメントの除去

東京都杉並区・井荻歯科医院　岩間さおり (歯科衛生士)

> 余剰セメントの除去は，頻繁に行う機会があるアシスタントワークです．余剰セメントを口腔内に取り残してしまうと，その部分の口腔清掃が不十分になりやすく，二次齲蝕や歯周病進行のリスク因子となってしまいます．セメントは時間とともに硬化するため，的確なタイミングで，スピーディに除去する必要があります．

基本の流れ

① 使用する道具

・**探針**：余剰セメントを除去する際におもに使用します．

・**ミラー**：口腔内の直視できない部位の明視や照明，頰，舌，口唇などの排除に使用します．

・**デンタルフロス**：隣接面に付着した余剰セメントを除去する際に使用します．

② セメント硬化時間の把握

セメントは種類やメーカーによって硬化時間が異なります．一般的に多く使用されているセメントの硬化時間を表1にまとめました．診療室で使用するセメントの取扱説明書を事前に読んで，硬化時間の目安を覚えておきましょう．余剰セメントの除去は，硬化時間よりかなり早いタイミングで行います．

表1　セメントの硬化時間の目安

セメント (製品名)		用途	硬化時間	除去のタイミング
フジI (ジージー) (グラスアイオノマーセメント)		合着	4分30秒	半硬化 (練和後2分30秒〜3分) を目安に除去
ハイ-ボンドテンポラリーセメント (松風) (ポリカルボキシレートセメント)		仮着・仮封	4分30秒	3分
ハイ-ボンドカルボセメント (松風) (ポリカルボキシレートセメント)		合着・裏装	4分	3分
フリージノールテンポラリーパック (ジーシー) (非ユージノール系仮着用セメント)		仮着	4分	(資料なし)

③ セメント除去の流れ（隣接面が含まれる場合）

セメント除去の流れは図1のとおりです．

声かけ

患者さんに余剰セメントを
除去することを伝える

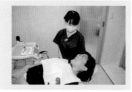

隣接面の余剰セメント除去

探針を隣接面の余剰セメントに
引っかける．隣接面に押し込む
のではなく外側へセメントをは
じいていく

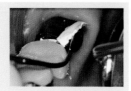

デンタルフロスを隣接面へ

隣接面にデンタルフロスを通
し，隣接面に付着したセメン
トを除去する

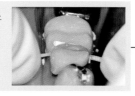

頰舌側の余剰セメントを除去

頰側・舌側面の余剰セメントを探
針で除去する

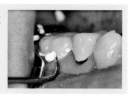

最終確認

水洗・乾燥し，余剰セメントが
残っていないか確認する．歯頸
部マージンは探針でやさしくな
ぞるようにして，触知でも確認
する

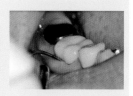

患者さんに確認

ユニットを起こし，患者さんに
一度うがいしてもらい，違和感
がないかを確認する

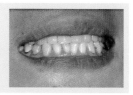

図1　セメント除去の流れ

 ① 除去開始時間の目安

除去開始時間を把握していても，臨床現場では時計を見続けていることは不可能です．そのため，タイマーをセットしておくと便利です（図2）．また，練和後のセメントを紙練板上に集めて残しておくと，硬化程度の目安になります（図3）．ただし，紙練板上より温度が高い口腔内のほうが，硬化は早いので注意が必要です．

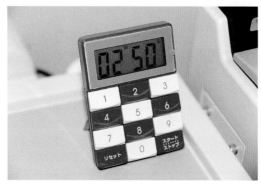

図2　おおよその除去開始時間を覚えておき，除去開始予定時間より短めにタイマーをセットする

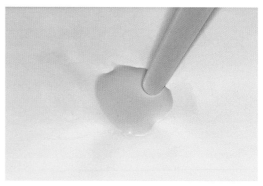

図3　練和後のセメントを紙練板上に集めて残しておくと，硬化程度を把握するための目安になる

② 余剰セメント除去の原則

1 除去しやすい部位・タイミング

　セメントには除去しやすい部位と除去しにくい部位があります．また，一塊として除去しやすいタイミングがあります．除去の原則は，「もっとも除去しにくい部分（隣接面）をもっとも除去しやすいタイミング（一塊で取れるとき）で除去する」ことです（図4）．

2 目視による確認

　除去する前に，頬側，舌側，近心，遠心のどこに一番余剰セメントが多いか目視で確認します．そして，1の原則をふまえたうえで，余剰セメントが多い部位から除去していくと，明視野を確保しやすく，効率よく正確に除去できます（図5）．

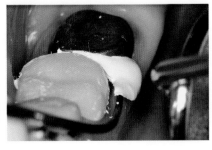

図4　一塊で取れるタイミングで，もっとも難しい隣接面の余剰セメントを除去する

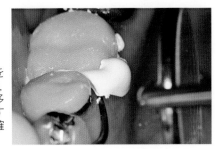

図5　1の原則をふまえたうえで，余剰セメントが多い部位から除去すると，明視野を確保しやすい

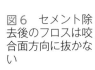

③ デンタルフロス使用時の注意

　デンタルフロスを隣接面に通して歯間部の余剰セメントを除去します．このとき，通したデンタルフロスは再びコンタクトポイントを通過させて咬合面方向へ抜くのではなく，必ず頬舌方向に抜きましょう（図6，7）．さもないと除去した遊離セメントがコンタクト部に入ってしまったり，修復物脱離の原因になってしまう可能性があります．

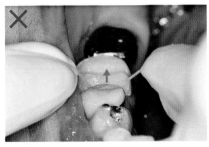

図6　セメント除去後のフロスは咬合面方向に抜かない

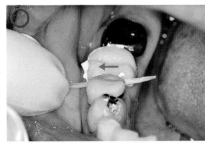

図7　頬舌方向に抜けば遊離セメントをコンタクト部に押し込まず，修復物脱離の原因にもならない

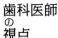

歯科医師の視点

最近の接着性レジンセメントのなかには，短時間の光照射により半硬化状態となり，余剰セメントを一塊として除去できる便利な製品があります．仕上げに綿球で拭く場合もありますが，綿球に接着性レジンセメントがついていると含まれているフィラー（ガラスの粒）により金属に傷がつきますので注意してください．

④ 除去中，処置歯のみに集中しない

セメント除去中は処置歯のみに意識が集中しがちですが，除去中の患者さんの様子も確認しましょう．途中で声かけすることも重要です．除去時の注意点を表2に示します．

表2　セメント除去時には患者さんに対する配慮を

Check Point
①除去したセメントが口腔内に落ちたままで，患者さんが不快な思いをしていないか ②長時間の開口により顎がつらそうではないか ③唾液が喉に溜まっていないか ④患者さんの表情や手・身体の動きを見て，何かを我慢してる様子がないか

⑤ 患者さんに確認後，さらに先輩や歯科医師に確認

患者さんに違和感がなくても，慣れないうちや自信がない場合は，担当の歯科医師や先輩歯科衛生士に確認してもらうと，自分の反省やステップアップにつながります．

これで差がつく　余剰スーパーボンドの除去

接着性レジンセメントの1つであるスーパーボンド（サンメディカル）は，もっとも余剰部分を除去しにくい接着材です．完全除去には時間を要しますが，移動させるだけなら比較的短時間で可能ですので，この性質を利用します．

隣接面など取りにくい部位の余剰セメント部分を早期に取りやすい部分（頬舌側）に移動させておき（図8），後からそれを除去します．頬舌側なら少々除去のタイミングが遅れても何とか除去できますが，隣接面では致命的だからです．これは「臨床上のポイント②の①」の応用です．

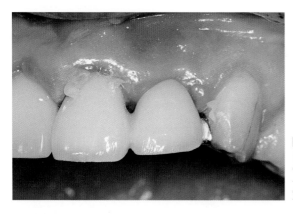

図8　すべてを最適なタイミングで除去することは不可能なので，取りにくい部分のスーパーボンドを取りやすい部分に移動させておく